Carl-Auer
Fachbücher für jede:n

In liebevoller
Erinnerung
an meinen
Bruder
Arne
und
meine Freundin
Marlies

Astrid Keweloh

WIE BRINGE ICH DIE KUH TANZEND VOM EIS?

INNERES GLEICHGEWICHT FINDEN MIT SELBSTHYPNOSE, KLOPFEN UND YOGA-ATEMTECHNIKEN

Zweite Auflage, 2026

Reihengestaltung und Satz: Nicola Graf, Freinsheim, www.nicola-graf.com
Umschlaggestaltung: Heinrich Eiermann
Umschlagmotiv: © pixabay
Illustrationen: Jaro Wohlschläger
Illustrationen »energetische Therapie«: Ines Henning
Printed in Germany
Redaktion: Nicola Offermanns
Druck und Bindung: CPI books GmbH, Leck

MIX
Papier | Fördert gute Waldnutzung
FSC® C083411
www.fsc.org

CPI klimaneutral
Mehr Bäume. Weniger CO_2

Zweite Auflage, 2026
ISBN 978-3-8497-0359-2 (Printausgabe)
ISBN 978-3-8497-8249-8 (ePUB)

Bibliografische Information der Deutschen Nationalbibliothek:
Die Deutsche Nationalbibliothek verzeichnet diese Publikation in der Deutschen Nationalbibliografie; detaillierte bibliografische Daten sind im Internet über http://dnb.d-nb.de abrufbar.

Zu diesem Buch stehen ergänzende Texte sowie Audiodateien zum Download bereit auf der Website carl-auer.de/wie-bringe-ich-die-kuh-tanzend-vom-eis

Videoanleitungen sowie weitere Audiodateien zu den vorgestellten Methoden finden sich auf der Website der Autorin: ak-hypnose.de

Informationen zu unserem gesamten Programm, unseren Autoren und zum Verlag finden Sie unter: **www.carl-auer.de**.

Wenn Sie Interesse an unseren monatlichen Nachrichten haben, können Sie dort auch den Newsletter abonnieren.

Carl-Auer Verlag GmbH
Vangerowstraße 14 · 69115 Heidelberg
Tel. +49 6221 6438-0 · Fax +49 6221 6438-22
info@carl-auer.de

WILLKOMMEN IN DER LÖSUNGSWELT –

DIE PRAXIS

Vorwort

Als ich 14 Jahre alt war, machte ich Urlaub in einem kleinen Ort an der Nordsee und entdeckte dort ein Buch über Sigmund Freud. Ich war fasziniert von dieser Lektüre und entschloss mich unmittelbar, dass es Sinn und Zweck meines Lebens sei, Psychotherapeutin zu werden, um Menschen in Not zu helfen. Diese Idee allerdings, die sich zu einer Vision entwickelte, trug mich durch mein damals nicht ganz einfaches Leben.

Mein Ziel habe ich erreicht, auch wenn ich mich nicht der Psychoanalyse zuwandte, sondern stattdessen andere vielfältige Ausbildungen im psychotherapeutischen und energetischen Bereich machte. Die damalige Entscheidung war für mein Leben genau richtig. Die Arbeit mit meinen Klientinnen und Klienten bereitet mir sehr viel Freude und ist für mich eine unglaublich sinnvolle und erfüllende Tätigkeit. Mir erscheint der Gedanke, dass das Wort Beruf mit dem Ausdruck Berufung unmittelbar zusammenhängt, sehr stimmig.

Meine Aufgabe in der Begleitung von Menschen sehe ich unter anderem darin, auch in großer Not und Hoffnungslosigkeit, eben auch im bodenlosen Morast, »die Fahne hochzuhalten« im Sinne von »Wir finden einen Weg!«. Ich begleite und unterstütze sie, Schritte in Richtung Zuversicht zu neu gewonnenen Gestaltungsmöglichkeiten zu finden und zu gehen, um sich wieder im eigenen Leben selbstwirksam zu fühlen und es auch zu sein. So lassen sich Wege im Morast entdecken, ebnen und begehbar machen. Man kann Trittsteine legen sowie die Richtung und das Ziel in den Blick nehmen und gestalten.

Diese Ziele sind so wichtig, weil es Visionen sind, die uns durch den größten Sumpf tragen und uns zudem die Kraft geben, immer weiterzugehen – raus aus dem Nebel, der sich irgendwann lichtet in Richtung Helligkeit, Licht und Freude.

Es geht sowohl darum, das Leid des Einzelnen wertzuschätzen und zu achten, als auch darum, wie ein Wegweiser Unterstützung bei dem Bestreben nach Glück und Zufriedenheit anzubieten. Menschen kommen mit den unterschiedlichsten Sorgen, Symptomen, Herausforderungen und Entwicklungswünschen in meine Praxis. Die darunterliegenden Grundthemen sind allerdings in der Regel ähnlich. Es geht um Selbstwirksamkeit, eigene Gestaltungsmöglichkeiten, Unterstützung und Zugehörigkeit, Sicherheit,

Zufriedenheit, Zuversicht und um das Erreichen der eigenen persönlichen Ziele – auch in Richtung psychischer Gesundheit. Sicher kommt noch die eine oder andere Facette abhängig von der Art der psychischen Symptomatik hinzu – so, wie sich auch Moore in der Konsistenz und der Auswahl der dort wachsenden Pflanzen voneinander unterscheiden. Beim Einsatz der in diesem Buch beschriebenen Methoden ist es aus meiner Sicht jedoch nicht so entscheidend, um welche Art von Morast es sich dabei handelt. Wichtig ist es, die Methoden zu nutzen, anzuwenden und die hinausführenden Schritte im eigenen Tempo zu gehen.

In diesem Zusammenhang möchte ich gerne zum Thema »Diagnosen« überleiten. Klienten, die zu mir in die Praxis kommen, haben häufig das Bild, dass eine psychische Diagnose, die einmal gestellt worden ist, für immer gilt. Als sei es ein Brandzeichen wie bei einem Pferd, dass jetzt für immer sichtbar ist, oder als habe man einen Finger verloren, der einfach nicht mehr nachwächst.

Meine innere Haltung und auch Erfahrung ist eine andere: Zeigt jemand eine psychische Symptomatik gleich welcher Art, ist diese aus meiner Sicht erst mal so etwas wie eine rote Ampel in der Seele dieses Menschen. Sie drückt meist aus, dass etwas in seinem Leben in den äußeren Umständen oder in den inneren Verarbeitungsmechanismen nicht hilfreich ist bzw. war und zudem dieser Person und ihrer psychischen oder auch körperlichen Gesundheit womöglich sogar schadet. Nun findet das innere System eine Anpassungsreaktion und eine Lösung für dieses brachliegende innere oder äußere Thema in Form einer Symptomatik.

Mit einem Beispiel[1] möchte ich das illustrieren:

Frau S. kam wegen einer Angstsymptomatik in meine Praxis. Sie konnte aus diesem Grunde das Haus kaum mehr alleine verlassen, ihr 30 Jahre älterer Mann musste sie immer begleiten. Mit einigen kurzen Interventionen besserte sich die Lage, und die Klientin konnte alleine zu mir kommen und einfachere Dinge außer Haus erledigen. Nach diesen Erfolgen begann sie jedoch, sich unwohl zu fühlen, und äußerte, dass ihr die wiedererlangte Unabhängigkeit regelrecht Angst mache.

In Gesprächen kristallisierte sich heraus, dass sie befürchtete, ihren viel älteren Mann, mit dem sie schon sehr lange verheiratet und seit längerer Zeit nicht mehr glücklich war, zu verlassen, wenn sie ohne Ängste sei und damit frei wäre und gehen könne. Ihre Moral und ihr Gewissen verboten ihr allerdings, den Mann, der eben schon 81 Jahre alt war, im Alter im Stich zu lassen und ihn seinem Schicksal zu überlassen. Diese Erkenntnis war ihr vor der Therapie nicht bewusst. Nun war ihr klar geworden, dass die Angst eine wichtige Funktion in ihrem Leben hatte und sie sie als Lösung nutzte. Dadurch verlor die Angst ihren Schrecken.

Sie entschied sich, den letzten Teil ihrer Angst in ihrem Leben als Lösung zu behalten, und wir arbeiteten noch daran, dass sie sich trotz ihrer getroffenen Entscheidungen innerhalb der Beziehung besser fühlte und mit den Herausforderungen im Umgang mit ihrem Mann gut umgehen konnte.

Die Gestaltung einer Lösung in Form einer psychischen Symptomatik bzw. einer roten Ampel sind letztendlich eine große Leistung unserer Seele, die normal ist und die wir nicht pathologisieren sollten. Es handelt sich dabei oft um völlig übliche und angepasste Reaktionen auf teils komplett ver-rückte Umstände.

Psychische Diagnosen können daher nur vorübergehende Beschreibungen einer Problemlösung unseres Systems darstellen, die in der Regel vergänglich sind und die sich oft bei erfolgreicher Lösung und Umgestaltung aus unserem Leben verabschieden dürfen.

Ohne Frage benötigt es beispielsweise bei schwerwiegenden Erfahrungen, die traumatisch verarbeitet worden sind, aufgrund einer womöglich entstandenen erhöhten Verletzlichkeit eine verstärkte andauernde Selbstfürsorge – unter anderem im Sinne der in diesem Buch vorgestellten Methoden und natürlich einer längeren professionellen Begleitung.

Außerdem gibt es sicherlich Diagnosen wie z. B. bei chronischen oder auch psychiatrischen Erkrankungen, wo die Ampel immer wieder auf Rot schaltet oder dort gar für längere Zeiträume bleibt. Auch wenn ich sehe, dass es solche sehr belastenden Einschränkungen gibt, halte ich es dennoch für wichtig, mit den oben genannten Aspekten den Spielraum zu erweitern und Begrenzungen im eigenen Leben zu überwinden. Das kann unter anderem bedeuten, an den Rand der eigenen Komfortzone zu gehen, um die Weiterentwicklung als eine wichtige Option im Leben zu belassen und zu nutzen sowie die gewünschten und machbaren Wege zu beschreiten.

Es bietet sich in solchen Kontexten ebenfalls an, auf die eigene Sprache zu achten, die wiederum Wirklichkeiten schafft. Wenn ich beispielsweise formuliere: »Ich habe eine Depression«, dann ist diese Symptomatik tendenziell etwas Bestehendes. Bilde ich allerdings stattdessen den Satz: »In dieser Phase meines Lebens nutze ich die Depression«, können alleine durch die angeregten Suchprozesse unseres Gehirns ganz neue Haltungen, Wege und Auswege entstehen.

Hier ein Zitat[2], das diese Gedanken unterstreicht:

Achte auf deine Gedanken, denn sie werden Worte.
Achte auf deine Worte, denn sie werden Handlungen.
Achte auf deine Handlungen, denn sie werden Gewohnheiten.
Achte auf deine Gewohnheiten, denn sie werden dein Charakter.
Achte auf deinen Charakter, denn er wird dein Schicksal.

Es ist im beruflichen Alltag und auch für mich in diesem Buch natürlich einfacher, Diagnosen als Beschreibung einer Symptomatik zu verwenden. Wichtig ist, dass wir uns ihre Veränderbarkeit vor Augen führen und uns damit ihrer Vergänglichkeit bewusst sind. Wie wir es alle über die Straßen des Lebens wissen, schaltet erfahrungsgemäß so gut wie jede Ampel irgendwann von Rot auf Gelb und dann auf Grün!

In diesem Buch möchte ich Ihnen einen Teil meiner Lieblingsmethoden vorstellen und Sie einladen, diese zu nutzen, um das Wartezimmer des »Sich-nicht-Wohlfühlens« oder der »roten Ampeln Ihres Lebens« zu verlassen. Ihr Leben können Sie mehr und mehr selbstbestimmt gestalten und alltägliche Problemtrancen mithilfe von Selbstfürsorge in innere Lösungswelten verwandeln.

Ich würde mich sehr freuen, wenn dieses Buch Sie ein wenig auf Ihrem Weg begleiten kann und Sie sich mit den Ideen zur Entwicklung Ihrer ureigenen grünen Ampeln beschäftigen, wann immer und in welchem Rahmen es Ihnen guttut.

Wie an dem obigen Beispiel deutlich wird, gestaltet auch unsere Wahrnehmung unser Erleben, und somit möchte ich mein Vorwort mit einem Zitat der buddhistischen Nonne und Schriftstellerin Pema Chödrön[3] abschließen, das uns nach meiner Erfahrung tragen und helfen kann, Visionen zu entwickeln:

Wenn wir eine große Enttäuschung erleben, so wissen wir nicht,
ob das das Ende der Geschichte ist.
Es kann genauso der Anfang eines großen Abenteuers sein.

1 DER HINTERGRUND

Die Wetterfee als Einleitung

Wir freuen uns über Sonnenschein, warmes Wetter und womöglich auch noch über einen sanften Wind. Stürmen, Regen, Hagel und ähnlichen Widrigkeiten würden wir hingegen gerne ausweichen und sie, wenn möglich, ganz von unserer Wetterkarte streichen.

So geht es auch den meisten von uns in ihrem Inneren. Am liebsten mögen wir Sonnenschein und Wärme, Freude und Glück, aber leider funktioniert das weder in unserer inneren noch in der äußeren Welt. In unserem Leben sind wir immer wieder konfrontiert mit Umschwüngen wie Ärger, Traurigkeit, Hoffnungslosigkeit, Verzweiflung oder dem Erleben von Stress.

Damit geht häufig ein Tunnelblick einher – wir sind ganz und gar fixiert auf die Krise und in unserer Stimmung gefangen wie in einem Schneesturm. Wir sehen in keine Richtung klar und können nur unsere momentane Position wahrnehmen und eben nicht die potenziellen Lösungen. Dies erzeugt oft Gefühle der Hilflosigkeit, der Unabwendbarkeit oder gar Endlosigkeit.

Nun stellt sich die Frage, wie Sie, liebe Leserin und lieber Leser, Ihrem persönlichen Unwetter des Stresses und der belastenden Emotionen wieder entkommen und zudem klare Sicht gewinnen können – wie Sie es schaffen, sich in Ihre eigene Wetterfee verwandeln zu können.

Vielleicht haben Sie Lust, einen Ausflug mit mir zu unternehmen, bei dem Sie etwas über Ihre persönlichen Möglichkeiten der Wetterbeeinflussung erfahren können, mit denen Sie Ihr Leben kreativ und selbstbestimmt gestalten und sich den schönen und angenehmen Facetten des Lebens-Wetters zuwenden können, statt Opfer der gegenwärtigen oder auch der vergangenen Umstände zu sein?

Im Rahmen meiner langjährigen beruflichen Praxis haben sich bestimmte Erklärungsmodelle und Methoden aus verschiedenen therapeutischen Bereichen bewährt, um Menschen darin zu unterstützen, wie sie ihren Alltag in Richtung Lösungswelt gestalten können, anstatt in ihren ureigenen Problemtrancen gefangen zu sein. Dieses Wissen ist anwendbar für Erwachsene und Jugendliche. Wenn Sie es für Ihre Kinder einsetzen möchten, können Sie es sprachlich an das entsprechende Alter anpassen.

Erklärungsmodelle sind hilfreich, um Zusammenhänge transparent und verstehbar zu machen; niemals sind sie vollständig oder bilden die absolute Wahrheit ab. Zudem lassen sie sich immer durch andere Modelle ergänzen. Das trifft natürlich auch auf die hier vorgestellten Erklärungsmodelle zu.

Die Landkarte für Ihre Lösungswelt

Die Selbsthilfemethoden aus diesem Buch können Ihnen helfen, den normalerweise in Krisen entstehenden Tunnelblick zu einer neuen und weiterreichenden Perspektive zu öffnen. Außerdem sind sie eine Unterstützung bei so gut wie allen Belastungssituationen und psychischen Symptomen wie beispielsweise Angst und Panik, Stress und Burn-out, Niedergeschlagenheit oder Depression sowie bei traumatischen Erfahrungen. Sie finden auch kleine Anregungen für ein glücklicheres und gesünderes Leben, die unter anderem die Basis bilden, damit alles rundherum wirklich gut werden kann.

Leiden Sie derzeit unter starken Ängsten oder den Auswirkungen von traumatischen Erfahrungen, können Ihnen die Methoden zur Reorientierung und Stabilisierung helfen, mit denen Sie ganz zuverlässig wieder ins Hier und Jetzt zurückkehren können.

Ich möchte Ihnen auch Techniken vorstellen, mit denen Sie sich gut entspannen, zur Ruhe kommen und stabilisieren sowie Ihr inneres System beruhigen können. Sie sind unter anderem sehr hilfreich, um Körper, Geist und

Seele zu harmonisieren sowie den Energiepegel auszugleichen bzw. bei Bedarf auch zu erhöhen. Bei nahezu allen psychischen wie körperlichen Symptomen wirken sie unterstützend.

Ein Teil der dargestellten Methoden eignet sich sehr zur Veränderung des Erlebens, der Wahrnehmung und Interpretation bestimmter Situationen bzw. Empfindungen oder körperlicher Reaktionen. Sie können sie einsetzen, wann immer Sie Ihre Reaktionen für nicht hilfreich halten oder als unstimmig erleben und diese in eine annehmende Haltung umwandeln wollen. Manchmal handelt es sich dabei um Themen aus Ihrer Vergangenheit. Wann immer Sie sich daran erinnern, ärgern Sie sich oder erleben sich als gestresst oder niedergeschlagen. Somit geben Sie der Vergangenheit sehr viel Macht über Ihr Erleben in der Gegenwart und möchten dieses Verhalten womöglich verändern. Vielleicht tauchen auch Bilder von der Zukunft auf, die Ihnen Angst oder Stress bereiten, weil Sie noch keine Vorstellung haben, wie Sie sie gut bewältigen können. Dabei kann es sich z. B. um Motivationsprobleme oder Konzentrationsschwierigkeiten handeln, aber ebenso um Schulblockaden oder Lernverweigerungen bei Kindern und Jugendlichen, denen man auf den ersten Blick ausgeliefert zu sein scheint. Mit der Unterstützung dieser Methoden können Sie die Fähigkeit entwickeln, vergangene Erfahrungen zu heilen sowie Ihr Erleben in die gewünschte Richtung zu verändern. Ebenso können Sie mit sämtlichen körperlichen Symptomen arbeiten, um die Wahrscheinlichkeit zu erhöhen, dass sie sich in eine gewünschte Richtung entwickeln, und um den meist dazugehörigen Stress abzubauen. Sie können die Techniken einsetzen, wenn Sie unter Schmerzen oder körperlichen Erkrankungen leiden, da sie Körper, Geist und Seele entspannen und schon alleine dadurch zu einer Entlastung führen. Hinzu kommt, dass eine positive Entwicklung Ihrer Symptome aus meiner Erfahrung heraus wahrscheinlicher werden wird. Kopfschmerzen oder Migräne, Fibromyalgie oder auch andere Formen von Schmerzzuständen, Tinnitus, Bluthochdruck, Magen-Darm-Erkrankungen oder auch Allergien bzw. andere, auch schwere Erkrankungen wären da zu nennen.

Natürlich können Sie die Methoden in diesem Buch auch parallel zu Ihrer Psychotherapie oder psychiatrischen Behandlung durchführen. In dem Fall besprechen Sie bitte dieses Vorgehen unbedingt mit Ihrer Psychotherapeutin[4] oder Ihrem Psychiater, womöglich kann er oder sie Ihnen hilfreiche Unterstützung oder Informationen geben. Wichtig ist hierbei, dass die Lektüre des Buches und die Anwendung der Methoden auf keinen Fall eine professionelle

Behandlung bzw. eine fundierte Psychotherapie ersetzt, sondern sie vielmehr ergänzt oder auch ggf. vorbereitet.

Für die folgenden Methoden finden Sie klare und einfache Anleitungen, die Sie sofort umsetzen können:

- Selbsthypnose und Trancen
  - schnell und leicht erlernbar, sodass Sie sich entspannen und Veränderungsprozesse kreativ gestalten können
- Klopftechniken aus der Energetischen Psychotherapie
  - sehr hilfreich, um das Energiepotenzial zu erhöhen, oder aber, um sich zu entspannen, zu regenerieren und im Hier und Jetzt anzukommen
  - Eigene Themen können aktiv bearbeitet und in Richtung Heilung verändert werden.
- Atemtechniken aus dem Yoga
  - leicht und im Alltag für jedermann anwendbar
  - Harmonie für Körper und Seele, tiefgreifende Entspannung und Regeneration
  - Zudem gibt es im Anschluss Mudras und Meditationstechniken als kleinen Bonus und ergänzenden Abschluss zu den Atemtechniken.

Am Ende des Buches finden Sie ein Übungsverzeichnis, sodass Sie sich schnell entsprechend Ihrer Wünsche und Bedürfnisse orientieren können. Zusätzlich finden Sie auf der Website zum Buch (siehe S. 4) Erfahrungsberichte zu den hier vorgestellten Methoden, damit Sie sich ein Bild von deren Wirksamkeit und Vielseitigkeit machen können.

Das vorliegende Buch ist wie ein Kochbuch gestaltet: übersichtlich und klar strukturiert mit guten und einfachen Rezepten und auf Wunsch mit interessantem Hintergrundwissen.

Ihnen bieten sich mindestens fünf Optionen, sich dieser Lektüre zuzuwenden:

1. Sie lesen nur die Methoden zur Gestaltung Ihrer Lösungswelt und wenden diese dann motiviert in Ihrem Alltag an, weil Sie die theoretischen Modelle schon kennen oder sich nicht so sehr dafür interessieren.
2. Sie lesen die Methoden und wenden diese dann gewinnbringend an und werfen zusätzlich einen Blick auf die Zeichnungen, die schon sehr viel erklären.
3. Sie lesen einfach quer.

4. Sie lesen von Beginn an, bekommen eine Idee von der Wirksamkeit der Methoden und wenden diese dann noch motivierter an.
5. Sie wenden die Methoden an, wundern sich über deren Wirksamkeit und lesen dann aus Neugierde den Einleitungsteil.

Es kann nur gut gehen!

Egal, wie Sie sich entscheiden, Sie machen es genau richtig. Das ist im Übrigen die Grundhaltung dieses Buches. Denn auch, wenn Sie die beschriebenen Techniken nicht genau nach Anleitung durchführen, werden die Übungen höchstwahrscheinlich einen positiven Effekt auf Ihre Stimmung haben, und mit der Zeit werden Sie sie genauso anwenden, wie es für Sie und Ihren Organismus optimal ist.

Keine Zeit!?

Oft haben wir den Eindruck, dass unser Alltag uns nicht den Raum und die Zeit lässt, uns adäquat um unser körperliches und psychisches Wohlbefinden zu kümmern. Doch wir wissen, dass aller Wahrscheinlichkeit nach auch unsere Psyche unseren Körper maßgeblich in Richtung Gesundheit oder Krankheit beeinflusst, was die Fürsorge für die Psyche und damit für den Körper fast schon als eine Bürgerpflicht erscheinen lassen könnte. Mit Fug und Recht können wir auf jeden Fall behaupten, dass wir wahrlich und ganz sicher nur diesen einen Körper haben!

Die vielfältigen Methoden, die ich Ihnen in diesem Buch vorstelle, könnte man auch als ein »ABC der Psychohygiene« bezeichnen. Womöglich schaffen Sie es, immer mal wieder oder auch regelmäßig einen Buchstaben des ABCs in Ihren Alltag zu integrieren – so, wie auch die körperliche Hygiene wie das Duschen höchstwahrscheinlich einen Platz in Ihrem Leben gefunden hat.

Und zu der natürlich entstehenden Frage »Aber wann soll ich das denn noch machen?« möchte ich um Erlaubnis bitten, Ihnen eine kleine Gegenfrage stellen zu dürfen: »Was passiert, wenn Sie es nicht schaffen sollten, Ihr Auto bei Bedarf zu betanken oder die Inspektion und den Ölwechsel regelmäßig durchzuführen?«

Genau genommen geht es in diesem Buch wohl auch darum, mit einer Landkarte der Lösungswelten in der Hand nach vorne in Richtung Zukunft zu schauen und im Hier und Jetzt rechtzeitig in diese zu investieren, um immer glücklicher zu werden und uns wachsend rundherum wohlzufühlen.

Theoretische Grundlagen

Folgend möchte ich Ihnen einige leicht verständliche Informationen zum Schneesturm und zum Einsatz Ihrer Wetterfee geben. Wichtig zum Verständnis sind aus meiner Sicht Informationen zu den neurophysiologischen Grundlagen – wie den negativen Verzerrungen des Gehirns, der Verschaltung und Gestaltung von neuronalen Netzwerken, dem vegetativen Nervensystem und dem Stress-Toleranz-Fenster, die ich Ihnen einfach und nachvollziehbar näherbringen möchte. Das hört sich auf den ersten Blick komplizierter an, als es ist! Trauen Sie sich! Es wird Ihnen einige Aha-Effekte und viel Verständnis für sich selbst und andere bringen. Und wie gesagt: Sie können auch sämtliche Theorie überspringen und sofort mit der praktischen Umsetzung beginnen!

DIE KLEBRIGE FLIEGENFALLE ODER DIE NEGATIVE VERZERRUNG UNSERES GEHIRNS

Kennen Sie das? Etwas ist schiefgegangen, und Sie hängen fest in Grübeleien, Ängsten oder depressiven Gedanken ...

Der Einstieg in negative Gefühlszustände läuft automatisch und unbemerkt.[5] Der Umstieg in eine positive Sichtweise scheint nicht mehr ganz so leicht zu sein. Wir sind wie gefangen in unserem persönlichen Schneesturm bzw. in unserer Problemtrance und verstärken diese meist unbewusst und ungewollt weiter. Der Grund hierfür ist unter anderem in der negativen Verzerrung unseres Gehirns zu finden.

Aufgrund unserer stammesgeschichtlichen Entwicklung ist unsere Aufmerksamkeit zur Sicherung des Überlebens auf bedrohliche und negative Situationen fokussiert. Wenn Sie sich eine Gruppe von Steinzeitmenschen vorstellen, die in der Wildnis lebte und vielfachen Bedrohungen – wie zum Beispiel Raubtieren oder den Angriffen feindlicher Stämme – ausgesetzt war, wird schnell deutlich, dass es für das Überleben sehr sinnvoll war, Bedrohungen in den Fokus der Aufmerksamkeit zu stellen. Die Menschen, die eher auf die Schönheit der Natur geachtet haben als auf den im Gebüsch lauernden Tiger, überlebten leider nicht und konnten sich in der Folge auch nicht fortpflanzen. Kurz gesagt: Von ihnen stammen wir nicht ab!

Unsere Vorfahren waren ergo diejenigen, die extrem auf das Negative in ihrer Umgebung fokussiert waren und ständig nach Bedrohungen Ausschau hielten, um so ihr Überleben zu sichern. Die Struktur unseres heutigen

Gehirns wurde hierdurch maßgeblich beeinflusst: In die Wahrnehmung unserer Umwelt wurde sicherheitshalber eine negative Verzerrung eingebaut.

Durch dieses stammesgeschichtliche Erbe ist auch unser heutiges Gehirn in Situationen, in denen wir uns eigentlich glücklich und sicher fühlen, auf eine Weise immer auf der Hut und sucht nach Gefahren, Problemen und Enttäuschungen jeglicher Art, um vermeintlich unser Überleben zu sichern. Das Gehirn des heutigen Menschen, das sich auf die beschriebene Weise über Millionen von Jahren entwickelt hat, interpretiert somit auch im Grunde harmlose Situationen schnell als lebensbedrohlich und aktiviert dadurch entsprechende Notfallprogramme in unserem Körper, die zum Erleben von Stress, körperlichen Reaktionen und belastenden Gefühlszuständen führen.

Deshalb geben wir eher negativen Nachrichten oder Wahrnehmungen Aufmerksamkeit, wir reagieren nachhaltig auf diese und verankern sie dann schnellstmöglich in den neuronalen Netzwerken unseres Gehirns. Das Negative bleibt hängen wie die Fliegen an einer klebrigen Fliegenfalle. Das Positive hingegen perlt ab wie Regen an einer Fensterscheibe. In unserem Alltag führt diese Veranlagung zu einer Anfälligkeit für Ängste, Stress und Enttäuschungen, Burn-outs und Depressionen.

Wenn Sie von Ihren Kollegen bei einem neuen Projekt insgesamt zehn wertschätzende Äußerungen hören und nur einmal kritisiert werden: Über was denken Sie nach? Was bleibt hängen? Wenn Sie normal gestrickt sind, sind die Wertschätzungen schnell vergessen, und die nicht so angenehme Äußerung geistert in Ihrem Kopf herum – und das womöglich für längere Zeit.

Die Kraft des Negativen zeigt sich übrigens auch in der Kommunikation in Paarbeziehungen. Wenn Sie Ihre Partnerin oder Ihren Partner nur einmal kritisieren, benötigt es insgesamt fünf wertschätzende Handlungen oder Äußerungen, um das Gesagte auf dem Beziehungskonto wieder auszugleichen und die Harmonie in Ihrer Beziehung zu erhalten.

Eine wichtige Botschaft lautet allerdings, dass diese Reaktionen normal und sogar brillant sind, denn sie haben unser Überleben gesichert. Andernfalls wären Sie und ich jetzt gar nicht hier!

Eine weitere gute Nachricht lautet: Mit etwas Einsatz können wir diese Steinzeitprogrammierung unseres Gehirns zum Positiven hin umfunktionieren, da wir diesem automatischen Prozess durch die bewusste und regelmäßige Aktivierung und der daraus folgenden Verankerung von Ressourcen entgegenwirken können.

DIE ERFAHRUNGSABHÄNGIGE NEUROPLASTIZITÄT ODER DIE GESTALTUNG VON NEURONALEN NETZWERKEN

Die beschriebene Flexibilität und die Möglichkeit der Veränderung haben wir der sogenannten erfahrungsabhängigen Neuroplastizität unseres Gehirns zu verdanken. Das bedeutet ganz einfach, dass es sich bei unserem Gehirn um ein lernendes Organ handelt, das – vergleichbar mit einem Muskel – die Bereiche ausbaut, die häufig benutzt und trainiert werden. Die nicht oder kaum aktiven Verbindungen lässt es verkümmern, was als neuronaler Darwinismus bezeichnet wird: Die Eifrigsten überleben. Alles, was wir wiederholt erleben, was wir wollen, denken, spüren oder fühlen, verändert die neuronalen Strukturen unseres Gehirns. Es ist dafür ausgebildet, durch Erfahrungen zu lernen.

Die Neurone als Bausteine unserer neuronalen Netzwerke

Die Neurone sind die Nervenzellen des Gehirns und stellen die kleinste Einheit unseres Gehirns dar. Sie bestehen aus dem Zellkörper, einem Axon und vielen Dendriten. Sowohl die Dendriten als auch die Axone dienen der Nachrichtenübermittlung und damit der Kommunikation innerhalb unseres Gehirns. Neurone, also die Nervenzellen des Gehirns, sind miteinander vernetzt. Kommen nun Informationen an, nehmen die miteinander vernetzten Neurone diese auf. Die Dendriten übernehmen dabei die Aufgabe der Informationsaufnahme und leiten diese wiederum über das Axon weiter. Die Weiterleitung passiert in Form eines elektrischen Impulses, der die Information über das Axon an die nächsten Nervenzellen weiterreicht. Das kann man sich wie bei einem Kreistanz vorstellen. Mit der einen Hand bekommt die Tänzerin einen Händedruck von der neben ihr stehenden Person und gibt ihn mit der anderen Hand an die nächste Tänzerin weiter.

Dabei kann ein Axon sogar die Länge von einem Meter erreichen. Es funktioniert im Grunde wie ein Stromkabel. Die Enden der Axone stehen über sogenannte Synapsen in Kontakt mit anderen Nervenzellen, Drüsen- oder Muskelzellen.

Der elektrische Impuls des Axons löst die Ausschüttung von Botenstoffen, den sogenannten Neurotransmittern, aus. Dadurch werden die zu transportierenden Informationen meist mittels dieser Neurotransmitter (beispielsweise Serotonin, Dopamin oder Acetylcholin) chemisch an die Empfängerzelle übertragen. Eher selten wird die Erregung unmittelbar elektrisch weitergegeben. Diese Information kann dann von der Empfängerzelle auf die beschriebene Weise wieder an andere Zellen weiter übertragen werden.

Die neuronalen Netzwerke

Die Neurone wiederum organisieren sich in sogenannten neuronalen Netzwerken. In diesen Netzwerken werden unter anderem Ihre Erfahrungen abgespeichert. Circa 90 Milliarden Neurone bilden die Grundlage unseres Gehirns und sind durch unendlich viele Synapsen miteinander verbunden; derzeit belaufen sich die Schätzungen auf Werte zwischen 100 Billionen bis zu einer Trillion Synapsen. Dieses unvorstellbar komplexe und schnelle System gestaltet durch seine dynamische neuronale Aktivität unser Gehirn ständig um.

Synapsen, die genutzt werden und damit aktiv sind, werden dadurch sensibler. Innerhalb von Minuten bilden sich ständig neue Synapsen. Sind wir also niedergeschlagen und haben häufig schlechte Laune, dann lernt unser Gehirn, dass dieses Erleben wichtig ist, baut die entsprechenden Netzwerke aus und verstärkt sie. Es geht davon aus, dass diese Emotionen und Sichtweisen auf die Welt für die Gestaltung der Lebensumwelt entscheidend für unser Überleben sind, was zur Folge hat, dass es immer schwieriger wird, aus diesem Tief wieder herauszukommen. Glücklicherweise handelt es sich nicht um einen unabänderlichen, sondern um einen reversiblen Zustand unserer Netzwerke.

Sie können die Fähigkeit nutzen, mit etwas Einsatz Ihrem Gehirn mitzuteilen, dass es hilfreicher ist, glücklich zu sein und einen positiven Blick auf die Dinge zu haben. Das können Sie beispielsweise durch den regelmäßigen Einsatz von Ressourcen, die ich im Praxisteil dieses Buches vorstellen möchte, erreichen. Fokussieren Sie auf die positiven Dinge in Ihrem Leben, dann geht Ihr Gehirn davon aus, dass diese Strukturen diejenigen sind, die verstärkt werden müssen, und setzt dies so schnell wie möglich um. Aufgrund seiner fantastischen Neuroplastizität strukturiert es sich selbst um und ermöglicht eine Veränderung hin zum positiven Erleben. Positive Erfahrungen werden dann insgesamt stärker erlebt und automatisch als neue neuronale Strukturen im Gehirn installiert. Das Ergebnis ist, dass positive Erlebnisse und Empfindungen im Gehirn »kleben bleiben« wie zwei Klettverschlüsse aneinander und dass das Negative nun einfach abperlt!

Das Hebbsche Gesetz oder die feuernden Neurone

Spannend ist hierbei das sogenannte Hebbsche Gesetz, welches schon 1949 von dem Psychologen Donald Olding Hebb erkannt wurde: »What fires together, wires together.«

Das bedeutet, dass Neurone, die im Gehirn innerhalb ihrer verschiedenen neuronalen Netzwerke miteinander feuern, sich dabei verbinden. Mit der Konsequenz, dass die Neurone, die sich bereits verbunden haben, noch mehr zusammen feuern!

Dadurch, dass sich gemeinsam feuernde Neurone verbinden, werden momentane Stimmungen und Befindlichkeiten zu bestimmenden und dauerhaften neuronalen Eigenschaften. Somit beeinflusst unsere Psyche Tag für Tag die neuronale Struktur unseres Gehirns.

Ein Beispiel kann diesen Prozess, der automatisch und permanent abläuft, illustrieren:

> Ein Junge, nennen wir ihn Anton, hat in der Grundschule eine Lehrerin, die ihn offensichtlich nicht mag und ungerecht behandelt. Sie stellt ihn häufig vor der Klasse bloß und macht sich über ihn lustig, wann immer sich ihr eine Gelegenheit dazu bietet. Das hat zur Folge, dass Anton immer unsicherer wird und sein Wissen kaum noch abrufen kann und demzufolge schlechte Noten schreibt. Er ist nicht mehr motiviert und geht verständlicherweise höchst ungern zur Schule.

Wenn Sie diese Entwicklung mit den Augen des Hebbschen Gesetzes betrachten, ergibt sich folgendes Bild:

Die Neurone, die im Zusammenhang mit dem Thema Schule, Lernen und Prüfungen aktiviert werden, sowie die Neurone, die mit dem Thema Abwertung, Bloßstellung und Lächerlich-gemacht-Werden, Scham und anderen höchst unangenehmen Gefühlen feuern nun in dieser Situation gleichzeitig – schlichtweg, weil sie zur selben Zeit stattfinden. Antons Gehirn schlussfolgert nun, dass diese beiden Situationen unabänderlich zusammengehören. Es verbindet diese beiden neuronalen Netzwerke miteinander und lässt sie in der Zukunft in der Regel gemeinsam feuern. Die Konsequenz ist höchstwahrscheinlich, dass von diesem Zeitpunkt ausgehend die meisten Prüfungen und das Lernen im Allgemeinen mit sehr unangenehmen Gefühlen verknüpft sein werden und dass Anton in seiner Zukunft in vielen Situationen, die der

Schulsituation auch nur im Allerentferntesten ähneln, Gefühle wie Scham, Abwertung, geringeren Selbstwert und Versagen empfinden wird.

Die Abbildung 1 verdeutlicht die stattgefundene Verknüpfung dieser neuronalen Netzwerke.

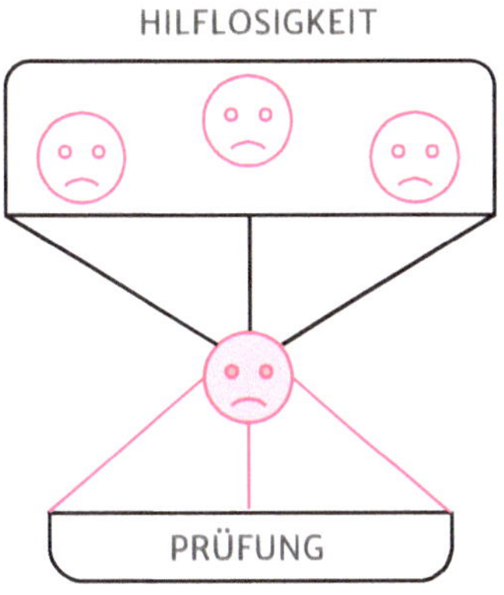

Abb. 1: Neue neuronale Netzwerke sind entstanden: Verknüpfung von Gefühlen der Hilflosigkeit aus vergangenen Situationen mit einer aktuellen Prüfungssituation, in der Anton sich befindet[6]

> Ist Anton nun ein erwachsener Mann geworden, wundert er sich vielleicht, warum er in bestimmten Kontexten seiner beruflichen Laufbahn die oben beschriebenen Gefühle und Stresssymptome empfindet. Seine Erfahrungen aus der Grundschule hat er womöglich vergessen oder auch zur Seite gedrängt und stellt mit einer hohen Wahrscheinlichkeit bewusst keinen Zusammenhang her zwischen seinem derzeitigen Zustand und seinem früheren Erleben in der Schulzeit. Die neuronalen Netzwerke seines Gehirns jedoch haben diese Emotionen und Empfindungen mit jedweder Lern- und Prüfungssituation verknüpft und werden sie mit einer hohen Wahrscheinlichkeit Zeit seines Lebens in äquivalent erscheinenden Situationen entsprechend abrufen. Somit ist Anton nachhaltig von seiner vergangenen Erfahrung beeinflusst und in Leistungssituationen weniger entspannt, souverän und leistungsfähig, als er es sein könnte. Stattdessen werden sich die Emotionen, Empfindungen und der körperliche Stress mit jeder negativen Erfahrung verstärken, weil sich die neuronalen Netzwerke mit dem gemeinsamen Feuern vergrößern und mit immer mehr Situationen in verschiedenen Lebensbereichen verknüpfen.

Diese Verknüpfungsstrategie gilt im Übrigen nicht nur für Ängste, sondern auch für Depressionen und beispielsweise mit schmerzhaften Emotionen und Stress behaftete Situationen oder auch traumatisch verarbeitete Lebensereignisse. Aufgrund der oben beschriebenen negativen Verzerrung unseres

Gehirns werden leider die negativen Emotionen bevorzugt verknüpft. Auch Schmerzempfinden oder Allergien können auf diese Art verstärkt werden.

Die Prozesse laufen sehr schnell und autonom ab und gelangen häufig nicht in unser Bewusstsein. Wir wundern uns dann höchstens über den plötzlichen Stimmungsumschwung, der entsteht, wenn belastende Netzwerke völlig unbewusst zu feuern beginnen.

Eine Voraussetzung, diese Automatismen zu verändern, ist unter anderem Achtsamkeit: einfach nur wahrnehmen, was passiert und was es in uns auslöst; die momentane Situation und Befindlichkeit wertschätzend annehmen, um dann zielgerichtet das Bewusstsein in eine positive Richtung zu lenken, damit die entsprechenden neuronalen Strukturen ausgebildet werden können. In diesem Buch finden Sie vielfältige Strategien, wie Sie das umsetzen können.

Häufig benutzte Netzwerkbahnen in unserem Gehirn sind vergleichbar mit einer Fahrt auf der Autobahn. Wir rasen auf dieser Autobahn dahin und wissen nicht um die Abfahrten, die existieren und die wir nehmen könnten. Wir fahren so schnell, dass wir sie gar nicht wahrnehmen.

Wenn ich nun die Autobahn verlassen möchte, muss ich eine Abfahrt benutzen. Dafür ist es wichtig, mich auf der rechten Spur einzuordnen, ein wenig vom Gas zu gehen, rechtzeitig den Blinker zu setzen, um dann mit noch geringerem Tempo über die Abfahrt die Autobahn zu verlassen und andere Wege einzuschlagen. Für die meisten Fahranfänger in der Fahrschule gehört dieses Unterfangen nicht zu den leichtesten Übungen. Aber nach ein bisschen Training denken die meisten von uns nicht mehr darüber nach, es wird zur Selbstverständlichkeit.

So, wie wir unsere Geschwindigkeit ebenso wie die entsprechende Abfahrt wählen können, halten wir auch den Schlüssel zum Glück und die Fähigkeit, Krisen erfolgreich zu meistern, in unseren eigenen Händen. Entscheidend ist zum einen, ob ich erkenne, dass mein unangenehmer Zustand mit Verknüpfungen bestimmter Netzwerke in meinem Gehirn zusammenhängt, und zum anderen, ob ich bereit bin, mich liebevoll mit Mitgefühl und Achtsamkeit diesem inneren Leid zuzuwenden und etwas Einsatz zu zeigen, um es in Richtung Wohlbefinden und Glück zu verändern.

Unsere Erfahrungen lassen sehr schnell neue Synapsen entstehen und verändern sogar zusätzlich die Wirkungsweise unserer Gene. Gene können in den Neuronen ein- und ausgeschaltet werden. Zum Beispiel verbessern regelmäßige Entspannungsübungen, Yoga und Selbsthypnose unsere Stresstoleranz, indem Gene aktiviert werden, die die Stressreaktionen vermindern.

Somit wird deutlich, dass der bedeutendste Faktor für die permanente Neugestaltung unseres Gehirns die Frage ist, womit wir uns beschäftigen und worauf wir unsere Aufmerksamkeit richten.

Ein Beispiel für die erfahrungsabhängige Neuroplastizität ist auch das Gehirn der Taxifahrer, die sich einen gesamten Stadtplan merken müssen: In einer Studie wurde festgestellt, dass die Taxifahrer in ihrem Hippocampus, der u. a. für das räumliche Gedächtnis zuständig ist, verdickte neuronale Strukturen besitzen. Das bedeutet, dass das Gehirn hier aufgrund der intensiven Nutzung einfach »angebaut« hat, um die geforderte Leistung schnell und präzise zu erbringen.

Somit ist es elementar, in Krisensituationen Ressourcennetzwerke – egal, welcher Art – zu aktivieren, damit sich hilfreiche neuronale Strukturen verfestigen. Mit ein bisschen Zeit und etwas Übung fällt das erfahrungsgemäß von Tag zu Tag leichter! Dann wird aus den zuvor neu angelegten Trampelpfaden des Gehirns ein richtiger Weg und irgendwann bei vielfacher Nutzung eine regelrechte Ressourcen-Autobahn, bei der wir uns gar keine Ausfahrt mehr wünschen.

Hilfreich ist es, die Erfahrungen, die unser Gehirn negativ beeinflussen, bewusst zu verkürzen und die Erfahrungen, die unser Gehirn positiv beeinflussen, bewusst auszudehnen oder auch kreativ zu gestalten.

DIE ÜBERWINDBARE MAUER ZWISCHEN PROBLEM- UND LÖSUNGSNETZWERKEN

Sicherlich hat auch Anton aus unserem Fallbeispiel in anderen Bereichen seines Lebens Ressourcen und Fähigkeiten. Zum Beispiel spielt er Volleyball und steht bei Volleyball-Turnieren vor Publikum auch im Mittelpunkt. In seiner Firma ist er im Betriebsrat und setzt sich mit Engagement für seine Kolleginnen und Kollegen ein. Allerdings kann er diese Kompetenzen in der Regel in Leistungssituationen aufgrund der schon stattgefundenen und dominanten Verknüpfung der Netzwerke teils nicht abrufen. Eine Prüfungs- oder auch Leistungssituation erlebt er als Krise, die Problemnetzwerke sind hochaktiv und deren Neurone feuern. Das Erleben von Hilflosigkeit verstärkt die sogenannte Problemtrance.

Die meisten von uns kennen dieses beschriebene Verhalten von sich oder von anderen und haben sich womöglich schon gewundert, dass in bestimmten Situationen vorhandene Kompetenzen nicht abgerufen werden können (s. Abb. 2) oder dass man noch nicht einmal auf die Idee kommt, diese Fähigkeiten abzurufen. Im Leben der meisten Menschen tauchen immer wieder Situationen auf, in denen Problemnetzwerke ihres Gehirns keinerlei Verbindung zu Lösungsnetzwerken haben.

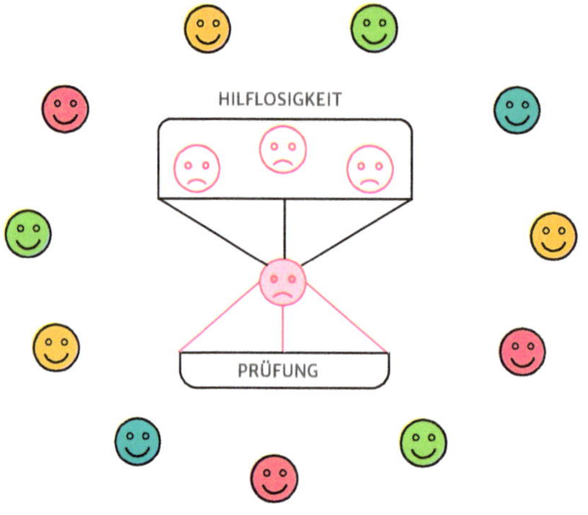

Abb. 2: Inmitten der Ressourcen-Wolke: Antons Zustand während Situationen, die an eine Prüfung erinnern (das Problemnetzwerk), und seine Ressourcen (die Lösungsnetzwerke), hier als bunte Smileys dargestellt, haben keinerlei Verbindung zueinander.

Das ist normal und nicht weiter beunruhigend, weil wir die Möglichkeit haben, mit sehr einfachen Methoden diese hilfreiche Verbindung herzustellen und dauerhaft zu erhalten. Wir nutzen ganz einfach und stringent den Effekt des weiter oben dargestellten Hebbschen Gesetzes. »Neurone, die miteinander feuern, verbinden sich und feuern noch mehr zusammen.«

Wenn man nun in einer herausfordernden Situation Ressourcen aktiviert, statt sich seinem Schicksal hinzugeben, werden die entsprechenden Netzwerke im Gehirn aktiviert, und sie beginnen, sich aufgrund der Aktivität, die zur gleichen Zeit stattfindet, mit der Problemsituation zu verbinden und verbessern somit die emotionale Befindlichkeit (s. Abb. 3).

Durch die daraus folgende Stabilisierung erleben wir uns selbst als wirksam, was den positiven Effekt wiederum verstärkt. Je häufiger man sich erlaubt, Ressourcen zu aktivieren, statt in der ureigenen Problemtrance gefangen zu bleiben, desto mehr wird der »neu angelegte Ressourcen-Trampelpfad« im Gehirn zur »Ressourcen-Autobahn« und reagiert in Krisensituationen entsprechend schnell – eben bestenfalls mit der sofortigen Aktivierung von Ressourcen.

Hier möchte ich mich auf die Methoden beziehen, die in diesem Buch vorgestellt werden. Alle Techniken aus der Einleitung, der Selbsthypnose, der Energetischen Therapie sowie dem Yoga sind als ressourcenvolle Methoden geeignet, den Weg aus der Problemtrance selbstbestimmt zu finden. Somit kann man eine Gestaltungsmöglichkeit entwickeln, den Teufelskreis zu verlassen und vielleicht einen Ressourcenkreislauf ins Leben zu rufen und ihn zu erhalten. Vielleicht entwickelt der sich gar als Gegenbild eines Teufelskreises zu einem »Engelskreislauf« (s. Abb. 3).

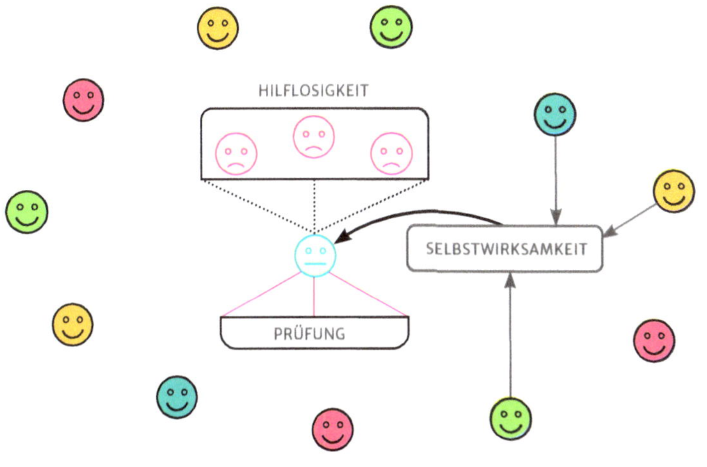

Abb. 3: Das Problemnetzwerk (der Zustand von Anton in der Prüfung) wird mittels der unterstützenden Methoden mit einigen eigenen ressourcenvollen Netzwerken und der daraus entstehenden Selbstwirksamkeit verknüpft.

Wenn nun Anton aus dem Fallbeispiel sein Verhalten und seine Reaktionen achtsam beobachtet, stärkt das seine sogenannte innere Beobachterposition, die ihm hilft, Abstand und Überblick zum Geschehen zu bekommen. Er beobachtet sich selbst und gewinnt dadurch eine neutralere Haltung. Er ist nicht mehr so stark in seine Empfindungen involviert, kann die Situation distanzierter wahrnehmen und wird dadurch in der Regel handlungsfähiger.

Setzt er nun beispielsweise Methoden aus den in diesem Buch vorgestellten Bereichen ein, so können sich die positiven neuronalen Netzwerke seiner Kompetenzen mit der herausfordernden Leistungssituation verknüpfen. Gleichzeitig ist er inzwischen erwachsen und verfügt als Erwachsener wie schon beschrieben über viele Kompetenzen, welches man als Erwachsenen-Ich[7] bezeichnen kann, welches auch in anderen Situationen seines

Lebens hilfreich ist. Die zuvor beschriebene innere Beobachterposition stärkt die Aktivierung dieses Erwachsenen-Ichs, weil Anton dann weniger in verzweifelte kindliche Gefühle verstrickt ist und mehr im Hier und Jetzt des erwachsenen Erlebens bleiben kann. Wie wir bereits wissen, verknüpfen sich die Netzwerke, die miteinander feuern. Somit wächst die Wahrscheinlichkeit, dass Anton in der nächsten Situation, die einer Prüfung ähnelt, seine Fähigkeiten aus anderen Lebenskontexten wird nutzen können (s. Abb. 4).

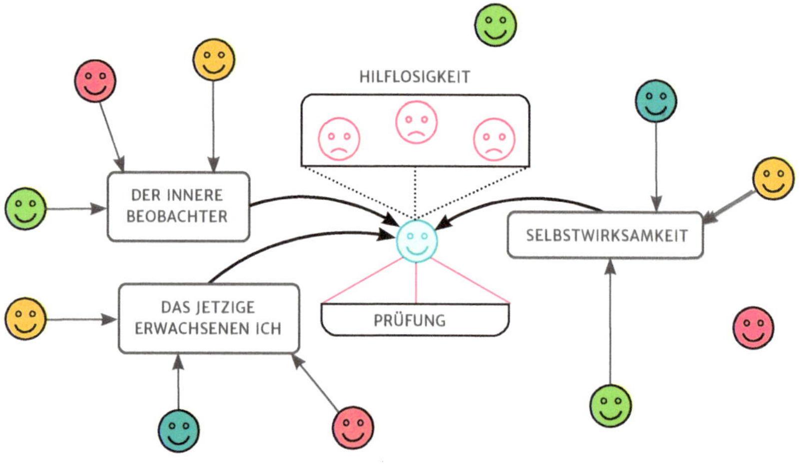

Abb. 4: Durch die Mobilisierung der Ressourcen werden das sogenannte »jetzige Erwachsenen-Ich« und der »innere Beobachter« aktiviert. Sie verknüpfen sich mit der herausfordernden Prüfungssituation und helfen Anton, im Hier und Jetzt zu bleiben sowie die Situation gut zu bewältigen.

Trainiert Anton nun konsequent die Verbindung von Ressourcennetzwerken und der Prüfungssituation, wird sich automatisch das positive Erleben von Leistungskontexten erheblich verbessern, und die Hilflosigkeit wird sich entsprechend dem Motto des Gehirns »Use it or loose it« verabschieden. Leistungssituationen werden von Anton dann in einer hilfreichen und unterstützenden Verfassung oder sogar im Flow erlebt, sodass er mit einer hohen Wahrscheinlichkeit all sein Wissen und seine Kompetenzen wird abrufen können (Abb. 5).

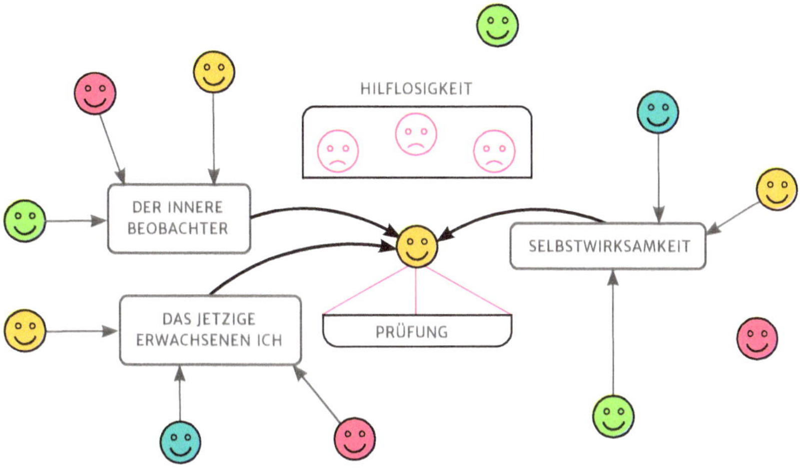

Abb. 5: Abkopplung der Hilflosigkeit: Antons ehemalige Hilflosigkeit der Prüfungssituation hat sich abgekoppelt. Die Prüfung wird als rundherum positive, mit Kompetenzen verknüpfte Herausforderung erlebt.

Ein kleiner Ausflug zur Selbsthypnose und den Klopftechniken

Wenn wir uns nun den unglücklichen Smileys zuwenden, die in der Abbildung 5 zwar abgekoppelt sind, aber doch immer noch über Anton schweben, und damit Antons negative Erfahrungen aus seiner Schulzeit repräsentieren, können wir hier beispielsweise mithilfe der Selbsthypnose oder auch der Klopftechniken regulierend und heilend eingreifen.

Durch die dadurch entstehende Verknüpfung mit Ressourcen und der Unterstützung aus dem Jetzt können die schwierigen Ereignisse aus der Vergangenheit in der Gegenwart neutral oder sogar als Ressourcen erlebt werden, sodass aus den unglücklichen Smileys glückliche Smileys werden können (Abb. 6). Somit werden diese Erlebnisse in der Zukunft nicht mehr negativ aktiviert und können demzufolge auch in anderen Kontexten höchstwahrscheinlich keine Problemtrancen mehr anregen.

Besonders geeignet sind die Selbsthypnosen im Kapitel »Die Selbsthypnose zur Gestaltung des Erlebens« (S. 102) sowie die Klopftechniken (S. 130).

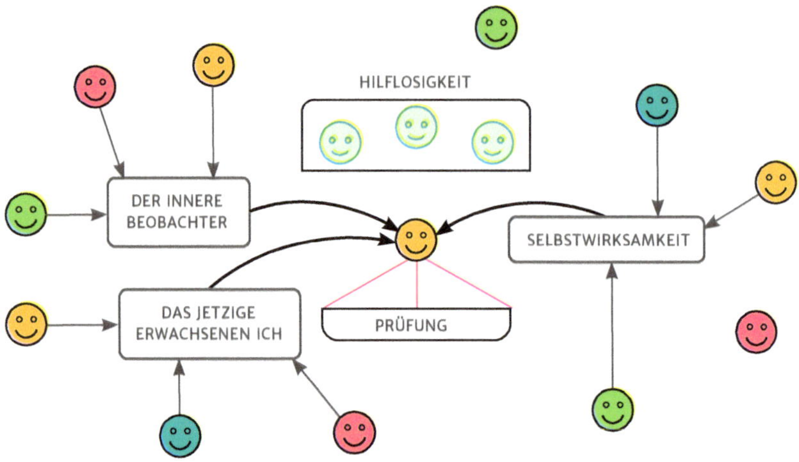

Abb. 6: Heilung der vergangenen Erlebnisse: Antons zurückliegende Erfahrungen, die mit Hilflosigkeit gekoppelt waren, werden geheilt und haben somit keinen oder kaum noch einen negativen Einfluss, sondern sind nun auch mit dem Erleben von Selbstwirksamkeit gekoppelt.

Der Sympathikus und Parasympathikus des autonomen Nervensystems

Im Folgenden möchte ich auf das autonome Nervensystem eingehen, weil es die oben beschriebenen Darstellungen auf einer anderen Ebene erklärt bzw. ergänzt und einen elementaren Einfluss auf unsere Gefühle, Empfindungen, Gedanken und Wahrnehmung hat.

Unser autonomes Nervensystem[8] reguliert in einer sehr komplexen Art und Weise unser Überleben, indem es für sämtliche Grundfunktionen des Körpers zuständig ist. Ich möchte es hier in einer vereinfachten und reduzierten Form beschreiben.

Die wichtigsten Funktionen des autonomen Nervensystems werden in diesem Zusammenhang von den zwei Strängen, dem Sympathikus und dem Parasympathikus, bestimmt. Durch ihre Aktivität reagieren wir im Wechselspiel körperlich und psychisch auf Anforderungen der Umgebung. Die beiden stellen Gegenspieler, sogenannte Antagonisten, dar und reagieren völlig autonom und unbewusst. Im Grunde ist es wie bei einem Tanzpaar: Geht der eine nach vorne, geht der andere automatisch zurück. Oder anders ausgedrückt: Ich entspanne mich und die Anspannung wird unmittelbar reduziert.

Der Sympathikus

Hierbei ist der Sympathikus zuständig für Anspannung und Stressreaktionen. Wenn wir uns bedroht fühlen, löst der Sympathikus die sogenannte

Kampf- oder Fluchtreaktion als aktives Verteidigungsverhalten aus. Dann steigen zum Beispiel Blutdruck und Herzschlag, die Verdauung und die Blasenkontraktion hingegen werden gehemmt, die Pupillen und Bronchien weiten sich, und es kommt zur Ausschüttung der Stresshormone Adrenalin und Noradrenalin. In gefährlichen Situationen, in denen man sich wirklich körperlich wehren oder fliehen muss, ist diese Hormonausschüttung sehr sinnvoll. Allerdings kommt es hierbei auch zu massiven Aktionen aus dem Affekt heraus, die der betreffenden Person in dem Moment unkontrollierbar erscheinen.

Innerhalb der sogenannten Kampf- oder Fluchtreaktion findet durch die stattfindende Hormonausschüttung von Adrenalin und Noradrenalin ein Rückkopplungsstopp statt, da der Sympathikus durch die bereits aktivierten Hormone noch mehr Neurotransmitter ausschüttet, der dann wiederum eine noch stärkere Hormonausschüttung aktiviert.

Wie man sich leicht vorstellen kann, können Menschen dadurch in eine Art Dauerschleife von Stresserleben geraten, was sich gesundheitlich sehr schädigend auswirken kann. Es kann dazu führen, dass Menschen häufig Angst haben oder permanent körperlich und psychisch angespannt sind.

Entstanden ist dieses Programm im Laufe der stammesgeschichtlichen Entwicklung des Menschen. Es hat die Funktion, vor Gefahren jeglicher Art zu schützen, und unterscheidet nicht, ob es sich dabei um einen angreifenden Tiger oder um beruflichen Stress handelt. Sobald eine Bedrohung oder eben auch nur eine vermeintliche Bedrohung im Leben eines Menschen auftaucht, reagiert dieses Programm, um das Überleben des Menschen zu sichern, indem es seine körperlichen Fähigkeiten zu kämpfen oder zu fliehen maximiert und viel Energie zur Verfügung stellt. Das führt natürlich in der heutigen Zeit in unserem Lebensumfeld zu viel unnötigem und vermeidbarem Stressempfinden.

Der Parasympathikus

Der Parasympathikus dahingegen ist zuständig für die inneren Organe und für jegliche Entspannungsphasen des Organismus. Er verlangsamt den Herzschlag, senkt den Blutdruck, kontrahiert die Pupillen, Blase und Bronchien und stimuliert die Verdauungsprozesse. Also ist der Sympathikus zuständig für die Aktivierung der akut notwendigen Körperfunktionen und der Parasympathikus für die Beruhigung der Grundfunktionen des Körpers. Es ist ein lebendiges Wechselspiel, welches ganzheitlich auf die Anforderungen der Umwelt reagiert und dafür sorgt, dass der Körper im Gleichgewicht und das Überleben gesichert ist.

Hier kommt das sogenannte Stress-Toleranz-Fenster ins Spiel. Es illustriert das Wechselspiel und die daraus folgenden Konsequenzen für Körper und Psyche.

DAS STRESS-TOLERANZ-FENSTER

Wir erleben also tagtäglich permanent ein Wechselspiel von den Reaktionen des Sympathikus und Parasympathikus. In diesem Zusammenhang möchte ich Ihnen das sogenannte Stress-Toleranz-Fenster vorstellen. In ihm kann man die Reaktionen beider Wechselspieler des autonomen Nervensystems abbilden, welche all unsere Entscheidungen beeinflussen (s. auch *Der achtsame Therapeut* von Daniel Siegel 2010, ab S. 89).

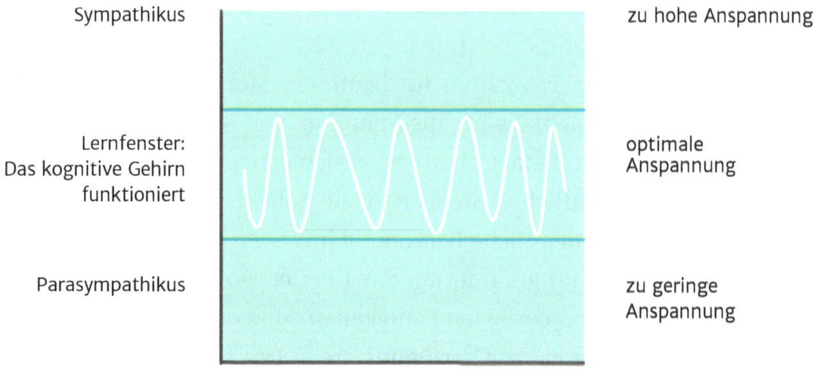

Abb. 7: Das Stress-Toleranz-Fenster[9]: Im Wechselspiel des Anspannungsniveaus von Sympathikus und Parasympathikus gibt es ein optimales Lernfenster, in dem es keine Ausschläge in Bereiche mit zu hoher oder zu niedriger Anspannung gibt.

Es ist normal, dass das Anspannungsniveau im Laufe eines Tages im Wechsel steigt und sinkt. Jeder Mensch hat ein individuelles Stress-Toleranz-Fenster, also eine Ober- und eine Untergrenze für den Bereich, in dem Informationen verarbeitet werden können. Solange man sich innerhalb dieses Fensters bewegt und sich in einem optimalen Anspannungs-Entspannungs-Gleichgewicht befindet, funktioniert unser sogenanntes kognitives Gehirn hervorragend. Wir können denken, über all unsere Kompetenzen verfügen, Wissen aufnehmen, lernen und abrufen und dadurch Leistung erbringen sowie im Flow sein. Körper und Psyche sind in einem ausgeglichenen Zustand, in dem wir alle Fähigkeiten abrufen und nutzen können (s. auch Abb. 7).

> Wenn Sie an Anton zurückdenken, beschreibt das den Zustand, den er nach Verknüpfung seiner Ressourcen mit der herausfordernden Situation der Prüfung erreichen kann – ein kleiner Ausflug zur Selbsthypnose und zu den Klopftechniken.

Wir haben innerhalb dieser Zone die Fähigkeit, unser Verhalten angemessen und überlegt zu steuern. Schwierig wird es allerdings, wenn der Stress zu sehr zunimmt und wir aufgrund unser steigenden Anspannung an die Grenzen dieses Fensters kommen. Bevor ich das näher erkläre, möchte ich Ihnen einen Aspekt derjenigen Struktur unseres Gehirns vorstellen, der mit unserer stammesgeschichtlichen Entwicklung in der Evolution zusammenhängt.

EIN AUSFLUG ZU UNSEREN DREI GEHIRNEN

In unserem Gehirn sind verschiedene Stufen der Evolution integriert. Zu nennen sind die Stufe der Reptilien, der Säugetiere und der Primaten, welche allesamt über unterschiedliche Fähigkeiten und Funktionen verfügen.

Der **Ebene der Reptilien** entspricht hier der Hirnstamm, der sich am oberen Ende des Rückenmarks befindet. Der Hirnstamm reguliert unsere lebensnotwendigen Körpersysteme wie beispielsweise Atmung, Herzschlag, Blutdruck und Verdauung, außerdem steuert er teilweise unser Verhalten.

Der **Ebene der Säugetiere** entspricht das sogenannte limbische System. Es befindet sich in der Mitte des Kopfs und über dem Hirnstamm. Hier liegt das Zentrum unserer Gefühle, das unser durch Emotionen begründetes Verhalten steuert.

Der **Ebene der Primaten** entspricht die Hirnrinde oder auch Kortex genannt. Mit dem Kortex denken wir, können Vergangenheit und Zukunft einordnen und uns intellektuell betätigen. Beheimatet sind hier zudem soziale Fertigkeiten wie Sprache, Empathie und Kooperation. Hier können Informationen verarbeitet werden, wenn wir uns innerhalb unseres Stress-Toleranz-Fensters befinden.

VIER BRILLANTE PROGRAMME SICHERN UNSER ÜBERLEBEN

Das limbische System, welches der Ebene der Säugetiere entspricht, ist außerdem zuständig für die vier brillanten Überlebensprogramme[10], die wir benötigen, wenn der Stress zu groß wird und wir ihn nicht mehr regulieren können (s. auch Abb. 8, S. 36). Diese Programme haben sich in der Evolutionsgeschichte entwickelt und sind nicht kontrollierbar. Situationen können lebensbedrohlich sein oder aber auch nur so erscheinen, weil sie vom inneren System entsprechend interpretiert werden. Wie oben beschrieben laufen die Stressverarbeitungsprogramme nach demselben Muster ab. Dabei ist es gleichgültig, ob es sich um eine Kobra handelt, die sich mir nähert, um meinen tobenden cholerischen Partner oder um Anton, der sich angsterfüllt in einer Prüfungssituation befindet.

Das Kampfprogramm

Das erste brillante Programm ist das Kampfprogramm. Es läuft ab, wenn ich bedroht werde. Also kämpfe ich ganz automatisch und habe eine gute Chance zu überleben.

Das Fluchtprogramm

Das zweite brillante Programm ist das Fluchtprogramm. Stelle ich bei einer Bedrohung fest, dass es keine Chance gibt zu überleben, stellt sich der Organismus klugerweise auf Flucht um. Ich fliehe, und auch hier erhöhen sich die Chancen, mit dem Leben davonzukommen.

Der Totstellreflex

Beim dritten brillanten Programm handelt es sich um den sogenannten Totstellreflex. Er wird für Situationen, in denen wir weder fliehen noch kämpfen können und es kein Entkommen gibt, eingesetzt. Wir frieren quasi ein, sind bewegungslos und körperlich und psychisch erstarrt, können weder denken noch reflektieren, wir fühlen nichts mehr und dissoziieren (s. auch Abschnitt »Dissoziation als Rettungsanker im Trauma«, S. 41). Dieser Reflex ist sehr sinnvoll fürs Überleben. Stellen Sie sich vor, wie eine Katze mit einer Maus spielt. Die Katze reagiert auf die Bewegungen der Maus und spielt mit ihr, bis sie tot oder bewegungslos ist. Geht die Maus nun in diesen beschriebenen Freeze-Zustand, verliert die Katze sehr schnell das Interesse an dieser erstarrten Maus. Ihr Angriffsimpuls sinkt, und sie lässt die vermeintlich tote Maus liegen und geht ihrer Wege. Die Maus hat überlebt!

Die Erschlaffungsreaktion

Das vierte brillante Überlebensprogramm ist die Erschlaffungsreaktion. Sie tritt als allerletzte Konsequenz ein, wenn alle anderen drei Programme das Überleben nicht sichern können (s. auch Zanotta 2018, ab S. 55): wenn also weder Flucht noch Kampf noch die Erstarrung als dritte Möglichkeit erfolgversprechend sind. Diese Erschlaffung ist so extrem, dass es wirkt, als sei das betroffene Lebewesen plötzlich gestorben.

Ein Raubtier frisst nur, was es selbst gejagt und getötet hat. Nur dann ist es sich sicher, dass die Beute gesund war. Ansonsten könnte sich das Raubtier beim Fressen vergiften. Der Körper des Beutetieres ist wie tot, erschlafft völlig, und auch hier herrschen Gefühllosigkeit und Dissoziation vor (s. auch Abschnitt »Dissoziation als Rettungsanker im Trauma«, S. 41). Diese unwillkürlich ablaufende Reaktion sichert dadurch in Extremsituationen das Überleben auf eine ganz spezielle Art und Weise. Wir brauchen keinem Bären in freier Wildbahn zu begegnen, um diese Erschlaffungsreaktion auszulösen. In unserem Alltag können wir schon in diesen Zustand geraten, wenn wir das Dilemma, in dem wir uns gerade befinden, nicht lösen können.

Kommen wir kurz auf unser Fallbeispiel Anton und seine abwertende Lehrerin zurück.

> Wird Anton in der Schule von seiner Lehrerin vor seinen Mitschülern bloßgestellt und lächerlich gemacht, springt mit Sicherheit der Sympathikus an und damit sein Kampf- und Fluchtprogramm, damit er dieser Bedrohung entkommen und sein Überleben sichern kann. Auch wenn es sein innigster Wunsch ist, können wir uns lebhaft vorstellen, dass Anton in dieser Situation weder kämpfen noch fliehen kann. Er ist regelrecht ausgeliefert. In diesem Moment kann er nicht mehr lernen, kein Wissen abrufen und sich nichts merken. Höchstwahrscheinlich wird er aufgrund dieser hochbelastenden, unabwendbaren und nicht lösbaren Situation zuerst erstarren und dann womöglich auch noch in einen Erschlaffungszustand verfallen. Lernen und Informationen verarbeiten können wir weder in einer zu hohen Anspannung (Übererregung oder Hyper-Arousal genannt) noch in einer zu niedrigen (Untererregung oder Hypo-Arousal genannt). Somit wird Anton dem Spott und dem Unmut der Lehrerin immer stärker ausgesetzt sein. Er befindet sich

in einem Teufelskreis, aus dem es aus seiner Sicht kein Entkommen gibt, was die Stressreaktion wiederum massiv verstärkt. Blockaden, Blackouts und andere Symptome sind in Lernsituationen somit völlig normale Reaktionen auf Bedingungen, die dem inneren System unaushaltbar erscheinen.

DAS STRESS-TOLERANZ-FENSTER UND DIE VIER BRILLANTEN ÜBERLEBENSPROGRAMME

Wichtig für uns ist es zu wissen, dass diese Überlebensprogramme nicht nur im unmittelbaren Kontakt mit Raubtieren reflexhaft anspringen, sondern auch in alltäglichen Situationen, die für unser autonomes Nervensystem lebensbedrohlich sind oder eben auch nur so erscheinen.

Erinnern wir uns jetzt noch einmal an das beschriebene Hebbsche Gesetz, so wird deutlich, dass diese Programme auch anspringen, wenn wir unbewusst an eine vergangene Bedrohung erinnert werden, obwohl wir uns im Moment eigentlich in einer sicheren Situation befinden.

Gehen wir noch einmal zu Anton: In seinem Berufsleben wird immer wieder das Überlebens-Notprogramm aktiviert, was er überhaupt nicht verstehen oder nachvollziehen kann. Dadurch erlebt er sich als erwachsener Mann als wenig selbstwirksam und stattdessen hilflos und ausgeliefert. Wie wir inzwischen wissen, wird die Aktivierung der Stressprogramme dadurch noch verstärkt.

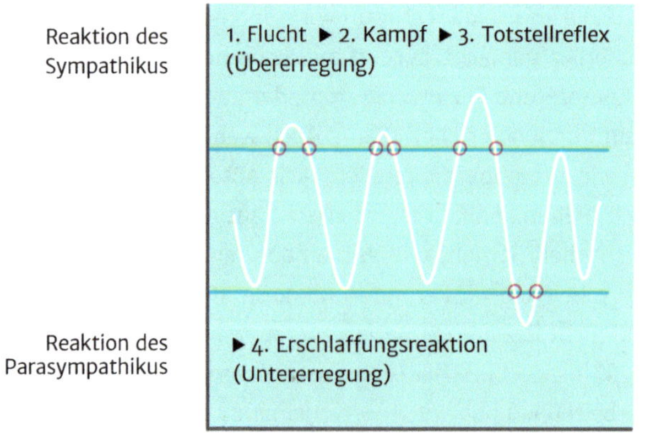

Abb. 8: Schwankungen der Anspannung innerhalb des Stress-Toleranz-Fensters und die daraus aktivierten 4 brillanten Überlebensprogramme: Flucht- und Kampfprogramm, Totstellreflex und Erschlaffungsreaktion

In der Abbildung 8 sind große Schwankungen innerhalb des Stress-Toleranz-Fensters und die daraus aktivierten vier Überlebensprogramme dargestellt.

Im ersten Bogen nach oben verlässt die Anspannungskurve das Stress-Toleranz-Fenster der Person, weil die Spannung so hoch wird, dass die Person sozusagen aus diesem Toleranzbereich nach oben ausschert. Genau in diesem Moment springen die beschriebenen Programme an. Es beginnt mit dem Kampf- und Fluchtprogramm.

Wenn es eine unlösbare Situation zu sein scheint, in der weder die Flucht gelingt noch ein Kampf irgendeine Aussicht auf Erfolg hat, kann die Übererregung in eine Erstarrung münden – in den sogenannten dissoziativen Freeze-Zustand, eine Überreaktion des Sympathikus. Wenn die Umstände günstig sind, geht die Anspannung wieder nach unten. Der Mensch befindet sich nun innerhalb seines Stress-Toleranz-Fensters und ist erneut handlungsfähig. Sollte der Stress allerdings immer weiter ins Unaushaltbare ansteigen, fällt diese Person in eine nicht kontrollierbare Untererregung und damit in einen dissoziativen Erschlaffungszustand, einer parasympathischen Überreaktion. Bei der Abbildung 8 sehen Sie das bei der vorletzten Kurve, die im Stress-Toleranz-Fenster nach unten ausschlägt.

In dem Augenblick, in dem die Person ihr Stress-Toleranz-Fenster verlässt, hat sie keine Kontrolle mehr über ihr Verhalten, die körperlichen Abläufe, ihre Gefühle und Empfindungen. Deshalb helfen in solchen Fällen auch meistens keine Strategien, die wir uns vorher überlegt haben. Es ist, als würde der ICE vorbeifahren und nicht halten. Ich wohne beispielsweise in einem kleinen Ort zwischen München und Augsburg. Dort hält der ICE niemals an: Ein- und aussteigen kann man nur in den genannten Städten. Da kann ich an meinen Bahnsteig so viel winken, wie ich möchte, der ICE fährt unbeeindruckt weiter. Wie oben schon beschrieben handelt es sich dabei um autonome, nicht kontrollierbare und unbewusste Prozesse unseres autonomen Nervensystems.

Somit sehen wir, dass diese vier Überlebensprogramme in alltäglichen Kontexten als hochbelastend empfunden werden können und den Stress häufig massiv verstärken. Schon das Erleben von Demütigung oder Scham kann man wie bei dem Fallbeispiel als Bedrohung erleben, wodurch eine Erstarrungs- oder auch eine Erschlaffungsreaktion ausgelöst wird.

Im Folgenden möchte ich kurz auf das Thema Trauma eingehen, um danach den Begriff der Dissoziation zu erklären.

Bis vor einiger Zeit war der Begriff des Traumas ausschließlich auf existenzielle Erfahrungen beschränkt, die das eigene Leben oder das Leben anderer bedroht haben. Dazu gehörten Erlebnisse wie schwerer sexueller oder emotionaler Missbrauch oder Gewalterfahrungen und massive Unfälle, Verletzungen, schwere lebensbedrohliche Erkrankungen und Naturkatastrophen sowie Kriegserlebnisse. Inzwischen weiß man, dass ein Trauma nicht das Ereignis an und für sich darstellt, sondern dass es abhängig ist von der Art und Weise, wie jemand diese Erfahrung innerhalb seines Nervensystems verarbeitet.

> Beispielsweise war ich selbst einmal in einen schweren Motorradunfall verwickelt, bei dem der Motorradfahrer frontal mit dem mich überholenden Pkw auf meiner Höhe zusammenstieß. Er wurde dabei lebensbedrohlich verletzt. Ich leistete an der Unfallstelle Erste Hilfe, bis nach 20–30 Minuten zuerst der Notarzt und dann der Rettungshubschrauber eintrafen. Der Motorradfahrer lag daraufhin sehr lange im Krankenhaus und musste sich in diesem Zeitraum vielen Operationen unterziehen. Seine rechte Körperhälfte war regelrecht zertrümmert.
>
> Interessanterweise fing der Motorradfahrer mit dem Namen Helmut schon im Krankenhaus wieder an, mit Telefon und Laptop für seine eigene Firma zu arbeiten. Als ich ihn besuchte, wirkte er in keiner Weise traumatisiert, sondern er beschrieb, dass er sehr dankbar und glücklich über verschiedene Ereignisse an dem Unfalltag sei:
>
> Seine Tochter sei nicht, wie ursprünglich geplant, mitgefahren und deshalb von dem Unfall verschont geblieben.
>
> Er sei in dem Wald, in den er nach dem Aufprall geschleudert wurde, zwischen den Bäumen gelandet und nicht mit einem kollidiert.
>
> Meine Anwesenheit und mein Beistand hätten ihm geholfen, alles zu überleben und zu überstehen.
>
> Viele Menschen wären nach solch einem schweren Unfall und den darauffolgenden Behandlungen und Operationen sicherlich traumatisiert.
>
> Natürlich gab es auch bei ihm Zeiten, in denen es ihm wirklich schlecht ging und er das Geschehene und die daraus folgenden gesundheitlichen Konsequenzen verarbeiten musste.
>
> Im Folgenden beschreibt er sein Erleben und seine Sichtweise:
>
> *»Ich war ein halbes Jahr im Krankenhaus und hatte mehr als 30 Operationen und*

war danach noch 8 Wochen auf Reha. Meine rechte Körperhälfte war mit mehrfach schwersten Verletzungen regelrecht zertrümmert. ›Auf so einen Patienten musste ich nun 25 Jahre warten‹, waren die Worte des behandelnden Chefarztes der Unfallchirurgie an der Universitätsklinik. Eine wirkliche Herausforderung.

Von Trauma keine Spur.

Wichtig zu wissen: Auch ich hatte meine Tiefen, und nur, wenn man solch eine Erfahrung gemacht hat, weiß man, wie weit man hier absinken und verzweifeln kann. Man kann das auch zulassen, es durchleben. Aber man muss hier auch wieder auftauchen.

Mir half hier, Pläne für die Zukunft zu machen. Für meine Firma Zukunftspläne zu schmieden.

Ich habe mir vom Krankenhausbett aus einen Roadster BWM Z3 gekauft. Mir immer wieder die Bilder des Autos angesehen und Pläne gemacht, wohin ich damit überall fahren würde.

Meine Träume verwirklichen, die ich bislang immer zurückgesteckt hatte.

Mache ich, wenn ich mal Zeit habe … Nein, jetzt. Jetzt ist die Zeit. Meine Zeit …«

Helmut, der keinerlei Psychotherapie in Anspruch genommen hat, leidet nicht unter einer Traumafolgestörung und sieht nach vorne. Im Gegenteil: Er betrachtet das Geschehen im Gesamten als positiv, obwohl er nie wieder wird richtig laufen oder Sport machen können – eben von Trauma keine Spur!

Andersherum betrachtet können weitaus harmlosere Geschehnisse als Trauma verarbeitet werden. Das können Dinge wie Eingriffe beim Arzt oder sehr belastende Krankenhausaufenthalte sein, Verletzungen und Stürze, der Verlust eines geliebten Menschen oder auch eines Haustieres, Unfälle oder auch Mobbing beispielsweise in der Schule bzw. permanente Abwertungen im Elternhaus. Ebenso sind Verlassenwerden, Verraten- oder Vernachlässigtwerden in der Kindheit zu nennen.

Eine Traumatisierung erfolgt also dann, wenn eine als bedrohlich wahrgenommene Erfahrung unsere Fähigkeit, damit angemessen umzugehen und sie entsprechend zu verarbeiten, übersteigt.

Wie in dem Fallbeispiel von Anton beschrieben können solche Erfahrungen in anderen Lebenskontexten immer wieder getriggert werden und bestimmen somit in einer negativen und belastenden Art und Weise den weiteren Verlauf des Lebens. Oftmals ist es diesen Menschen nicht bewusst, dass ihre Verhaltensweisen und Reaktionen, ihre Empfindungen und Emotionen sowie ihre Gedanken von dieser vorangegangenen, traumatisch verarbeiteten Erfahrung massiv beeinflusst werden.

Falls so ein Trauma über einen längeren Zeitraum bestehen bleibt, zeigen sich oft nach und nach Veränderungen innerhalb der Person in Bezug auf Verbindungen zu anderen Menschen, zu sich selbst und zu ihrem Körper. Sie bemerkt, dass sie sich in bestimmten Situationen anders verhält, bringt es aber nicht mit vorangegangenen, nicht verarbeiteten traumatischen Erlebnissen in Verbindung. Womöglich beginnt sie, bestimmte Situationen zu meiden oder von sich zu glauben, dass sie grundsätzlich so ängstlich oder so aggressiv ist bzw. unabänderlich über so wenig Selbstbewusstsein, Selbstwertgefühl oder Stressverarbeitungskompetenzen verfügt. Aus diesem Grunde ist es so wichtig, sich achtsam und liebevoll den inneren Welten und den unverarbeiteten Erlebnissen zuzuwenden und sie heilen zu lassen. Sollten Sie sich nicht sicher sein, ob Sie ein Ereignis Ihres Lebens traumatisch verarbeitet haben, können Sie dies mit einer Traumatherapeutin abklären und ggf. bearbeiten und heilen.

Mögliche Symptome einer unverarbeiteten traumatischen Erfahrung

Im Folgenden möchte ich Symptome auflisten, die auf ein Trauma hinweisen können und sich zum Teil erst mit der Zeit entwickeln. Dabei besteht kein Anspruch auf Vollständigkeit, die Liste ließe sich beliebig erweitern. Es handelt sich nicht um Diagnosekriterien, sondern lediglich um eine erste Orientierung,[11] einzelne Symptome können natürlich auch aus völlig anderen Gründen auftreten.

- permanente Anspannung körperlicher und seelischer Art, Überaktivität, erhöhte Wachsamkeit
- die Bewältigung von belastenden Ereignissen unter Zeitdruck ist schwierig und gelingt nur mäßig
- Schreckhaftigkeit und extreme Geräusch- und Lichtempfindlichkeit
- extreme emotionale Reaktionen, plötzliche Stimmungswechsel wie Wutanfälle oder häufiges Ärgern bzw. Weinen
- häufiges Erleben von Scham und Schuldgefühlen
- Schlafstörungen, Albträume und Ängste in der Nacht
- Suchtverhalten beispielsweise in Bezug auf Alkohol, Zigaretten, Essen
- selbstverletzendes Verhalten, wie zum Beispiel, sich selbst zu schneiden
- verringerte oder sehr ausgeprägte Libido

- Vermeidungsverhalten in Bezug auf Menschen, Orte, Erinnerungen, bestimmte Unternehmungen oder auch körperliche Bewegung
- Ängste, Phobien und Panikattacken
- niedrige Hemmschwelle, sich gefährlichen Situationen auszusetzen
- das Gefühl, jung zu sterben und ein bestimmtes Alter nicht mehr erreichen zu können
- Verlust von Spiritualität und Bindungen zu anderen Menschen

Dissoziation als Rettungsanker im Trauma

In diesem Zusammenhang möchte ich den Begriff der Dissoziation[12] etwas erklären. Bei der Dissoziation werden Menschen zu ihrem Schutz von ihrem Körper sowie ihren Gefühlen dissoziiert, also getrennt. Sie erleben ihre Wahrnehmung als begrenzt und fühlen sich dann weder präsent noch geerdet.

Im Grunde ist Dissoziation ein normaler Prozess, der im Alltag auftritt. Tagträumen, automatisiertes Handeln oder auch das völlige Ausblenden der eigentlichen Realität beim Anschauen eines spannenden Films oder beim Lesen eines fesselnden Buches sind Facetten von dissoziativen Phänomenen.

Auch bei der Dissoziation, die zum Beispiel aufgrund eines traumatisch verarbeiteten Erlebnisses auftritt, handelt es sich um eine normale Reaktion, die augenscheinlich zum menschlichen Repertoire dazugehört. Es ist die Reaktion auf ein Erleben, das jenseits unserer normalen Realität liegt. Dabei können schwere Symptome auftreten, die zu massivem Leiden und Beeinträchtigungen im Alltag führen können – wie beispielsweise eine dissoziative Amnesie. Hier zeigt sich die Dissoziation durch das Vergessen der Details eines sehr bedrohlichen Ereignisses oder gar durch das Vergessen des gesamten Ereignisses bzw. ganzer Abschnitte des Lebens.

> So war zum Beispiel ein Klient bei mir zur Therapie, der von sich sagte, dass er sich zwar an rein gar nichts aus seiner Kindheit erinnern könne, dass er aber wisse, dass er eine gute Kindheit gehabt habe. Die jetzigen Symptome könne er sich gar nicht erklären, mit seiner Kindheit hätten sie aber ganz sicher nichts zu tun. Im Laufe der Therapie stellte sich dann heraus, dass der Klient als kleiner Junge im Alter zwischen vier und acht Jahren kontinuierlich von seinem Onkel sexuell missbraucht worden war. Er hatte keine Vertrauensperson, an die er sich hätte wenden können, und die Drohungen des Onkels und der ständige sexuelle Missbrauch hatten ihn so belastet, dass seine Psyche sich mit der vollständigen Abspaltung –

> also Dissoziation und Vergessen – der gesamten Lebensphase geschützt hat, um das furchtbare Geschehen irgendwie zu überleben.

Auch Gefühle von massiver Isolation oder das Empfinden, wie gelähmt zu sein, oder das Auftreten von Taubheit bestimmter Körperregionen können Aspekte der Dissoziation darstellen.

> In meiner Praxis war beispielsweise eine Klientin, die schweren sexuellen Missbrauch erlebt hatte und die im Rahmen von Dissoziationen, die durch plötzliche Flashbacks und Traumaerinnerungen ausgelöst wurden, bestimmte Körperteile nicht mehr bewegen konnte. Arme oder Beine waren dann plötzlich teils für einen längeren Zeitraum wie gelähmt.
> Sie schreibt:
> »Es kann auch den gesamten Körper betreffen, sogar eine völlige Bewegungslosigkeit für Zeiträume zwischen Minuten und Stunden kann eintreten, und manchmal kippt es sogar in eine Art ›Schlaf‹. Ich weiß ja auch nicht, was das dann ist. Das kürzeste Wegkippen dauerte bei mir ca. 30 Minuten, das längste ca. 2 Stunden.«
> Nachdem die schrecklichen Erlebnisse nach und nach in der Therapie verarbeitet wurden, haben diese Phänomene bei ihr glücklicherweise nachgelassen.

Bei der Dissoziation kann es sich wie oben beschrieben um einen Zustand der Erstarrung oder der Erschlaffung oder beispielsweise auch um ein Gefühl des Benebeltseins, um eine sogenannte Derealisation oder eine Depersonalisation handeln. Derealisation bedeutet in diesem Fall eine verfremdete Wahrnehmung der Umwelt, das heißt von anderen Personen, Gegenständen oder auch der Umgebung: Sie erscheinen plötzlich unvertraut und fremd. Wenn wir sehr erschöpft, müde oder emotional hoch belastet sind, kann auch bei uns ein leichtes Erleben von Derealisation auftreten, obwohl wir nicht traumatisiert sind. Die Depersonalisation bedeutet dahingegen, dass man sich selbst als fremd erlebt.

Oft erkennen Menschen die Dissoziation als solche nicht, weil es für sie inzwischen normal ist, sich innerhalb bestimmter Kontexte in dieser Art und Weise belastet zu fühlen oder sich nicht erinnern zu können.

Meine traumatisierten Klienten berichten im Verlauf der Traumatherapie häufig, dass sie erst jetzt bemerken, in wie vielen Situationen in ihrem Alltag sie Flashbacks hatten oder dissoziiert waren. Diese Zustände waren vorher so normal in ihr Leben eingeflochten, dass Sie sie nicht weiter registriert hatten.

Den Begriff Flashback benutzt man, wenn jemand eine Reaktion auf eine Situation zeigt, die viel zu stark und unangemessen ist. Flashback bedeutet dabei (blitzartiges) Wiedererleben: Die betroffene Person erlebt beispielsweise unbewusst eine hochbelastende frühere Situation auf der körperlichen und emotionalen Ebene intensiv wieder. Gleichzeitig kann sie den Zusammenhang zu der früheren Situation nicht erkennen, was in der Regel extrem belastend ist. Reagiert also jemand unerklärlich und extrem auf bestimmte Situationen in seinem Leben, so kann es sich um einen Flashback eines womöglich traumatisch verarbeiteten Erlebnisses handeln.

Trauma, Dissoziation, Flashbacks und Trigger

Bei einem traumatisierten Menschen kann Dissoziation zusätzlich in allen Kontexten auftreten, wenn das Unbewusste sich in einer Situation an das Trauma erinnert fühlt und dadurch ein Flashback ausgelöst wird, in dem diese Person sich körperlich und emotional innerhalb ihres Traumaerlebens wiederfindet. Das kann passieren, obwohl sie den Grund für diesen Zustand nicht bewusst kennt. Sie erlebt wie oben beschrieben beispielsweise die unterschiedlichen Zustände von Dissoziation, massivem Stress, Angst oder Panikattacken, unkontrolliertem Zittern oder Gedankenrasen, extremer Wut oder auch Gewalttätigkeit, auf die sie aus ihrer Sicht keinen Zugriff hat und aus der es kaum ein Entkommen gibt.

Viele unbewusste Schlüsselreize, sogenannte Trigger, sind in unserem Unbewussten gespeichert und bewirken, wenn sie ausgelöst werden, sehr viel Stress. Zuständig dafür ist die sogenannte Amygdala, die einen kleinen Teil des limbischen Systems darstellt, das unter anderem für die Verarbeitung von Emotionen zuständig ist.

Stellen Sie sich vor, Sie sind in der Bank und erleben einen Überfall mit. Sie haben Todesangst, und Ihre Amygdala speichert die blonden Korkenzieherlocken des Bankräubers als zu diesem höchst stressvollen Ereignis gehörend ab und somit als bedrohlich – wie alles, was mit dieser Situation zusammenhängt. Einige Zeit später stehen Sie in einem Aufzug, und jemand mit exakt solchen blonden Korkenzieherlocken tritt ein. Nun reagiert die Amygdala panisch mit einer massiven Sympathikus-Reaktion auf eben diese blonden Locken und löst einen Traumazustand aus, weil sie sich genauso bedroht fühlt wie in der Situation des Bankraubs. Dummerweise besteht das Risiko, dass nun der Aufzug als genauso bedrohlich abgespeichert wird wie die Locken und der dahinterstehende Banküberfall. So entsteht neben dem Trigger »blonde Korkenzieherlocken« der Trigger »Aufzug«. Wenn nun bei Ihrer nächsten Aufzugfahrt jemand mit einer blauen Jacke mit an Bord ist, kann es sein, dass die Amygdala diese blaue Farbe ebenso in das Trigger-Netzwerk integriert. Wie das weitergeht, kann man sich leicht vorstellen. Das Bewusstsein registriert häufig nicht, dass es sich schlichtweg um Trigger handelt, sondern versteht die eigenen Reaktionen nicht und reagiert mit Unverständnis.

Einen Ausstieg aus diesem Automatismus gibt es über die Selbstregulation von Körper und Psyche, über die Integration von Ressourcen und spezielle Traumatherapie-Methoden. Ein Großteil der hier vorgestellten Methoden kann dafür genutzt werden.

Die Traumatherapie

Der Einsatz von speziellen Selbstregulationstechniken und die Integration von Ressourcen sowie Trauma bearbeitende Methoden sind elementar in der Traumatherapie. Sollten Sie eine Traumatherapie beginnen wollen, ist es wichtig, darauf zu achten, dass diese Therapeutin speziell für die Heilung von Traumata ausgebildet ist.

Ich selbst setze als Trauma bearbeitende Methoden spezielle Augenbewegungstechniken wie EMDR (*Eye Movement Desensitization and Reprocessing*) oder EMI (*Eye Movement Integration Therapy*) ein. Es hat sich herausgestellt, dass sich emotional belastende Ereignisse mithilfe von angeleiteten Augenbewegungen sehr gut verarbeiten lassen. Zudem nutze ich unter anderem Bildschirmtechniken sowie Visualisierungsmethoden aus der Hypnosetherapie, die Ego-State-Therapie und weitere unterstützende Methoden wie Elemente aus der Systemischen oder der Energetischen Therapie. Mit den genannten Methoden kann man sowohl das Ursprungsthema heilen lassen als auch die danach entstandenen sogenannten Triggernetzwerke bearbeiten, die zum Beispiel durch Flashbacks entstehen können und im Alltag sehr belastend sind.

Weiterhin sind Selbstregulationstechniken und die Integration von Ressourcen elementar, damit die betroffene Person sich selbstwirksam im Gleichgewicht und damit innerhalb ihres Stress-Toleranz-Fensters aufhalten kann. Dabei können all die im Praxisteil vorgestellten Techniken unterstützend wirken.

SELBSTREGULATION ALS CHANCE ZUR AKTIVEN SELBSTBESTIMMUNG

Auch wenn wir uns innerhalb des neu aktivierten Traumaerlebens nur wenig oder gar nicht regulieren können, ist doch die gute Nachricht, dass wir eingreifen können, solange wir uns innerhalb unseres Stress-Toleranz-Fensters befinden.

Je einfacher die Methoden sind, desto eher können sie bei steigendem Stresspegel noch genutzt werden. Hinweise auf passende Techniken finden Sie in den Kapiteln »Basisübungen für körperliche und seelische Harmonie« (S. 189), »Übungen zur Reorientierung und Stabilisierung« (S. 189) sowie »Übungen zur Stabilisierung, Entspannung und Beruhigung« (S. 189).

Wir können immer wieder achtsam wahrnehmen, was in unserer Umgebung passiert und was es in uns auslöst. Die achtsame Wahrnehmung der eigenen Anspannung und der eigenen Befindlichkeit ist die Voraussetzung, um uns ggf. bei kleinsten Veränderungen ins Gleichgewicht zurückzuholen. Hierbei ist es sehr hilfreich, die momentane Situation und die eigene Befindlichkeit wertschätzend anzunehmen. Denn wie wir wissen, verknüpfen sich die Netzwerke, die zusammen feuern. In diesem Fall würde sich die als stressvoll erlebte Situation mit Netzwerken von Selbstwahrnehmung, Wertschätzung und Selbstakzeptanz verknüpfen. Wie oben schon beschrieben, findet also allein dadurch eine Neuverknüpfung mit Ressourcennetzwerken statt. Das unterstützt die Selbstregulation, weil diese Netzwerke bei häufiger Nutzung in der Zukunft miteinander feuern und Gefühle von Wertschätzung, Selbstakzeptanz und innerem Abstand des Erlebten durch das Beobachten selbstständig auftreten können.

Die richtige Spannung für den eigenen Organismus finden – Hyper-Arousal und Hypo-Arousal

Häufig entwickeln Menschen mit Trauma-Hintergrund eine niedrigere Stresstoleranz und reagieren dann entweder mit einer massiven Erhöhung oder starken Absenkung des inneren Erregungsniveaus auf eigentlich harmlose und bewältigbare Situationen (s. auch Abb. 8). Regulation der inneren Erregung kann entweder bedeuten, dass ich mehr Entspannung benötige oder auch eine größere Spannung aufbauen sollte. Das ist abhängig davon, ob mein inneres System zu einer Überanspannung und damit zu einem Freeze-Zustand tendiert oder ob eher das parasympathische Erschlaffungsprogramm und damit eine Unteranspannung eintritt.

Wichtig ist es dann jeweils, in die Gegenrichtung zu gehen, sich also bei einer zu hohen Anspannung zu entspannen und bei einer viel zu niedrigen Anspannung in die Bewegung zu gehen, aber ebenfalls für Entspannung zu sorgen.

Viele Menschen mit Trauma-Kontext schwanken zudem von einer viel zu hohen Anspannung, Hyper-Arousal genannt, zu einer viel zu niedrigen Anspannung, auch als Hypo-Arousal bezeichnet. Beide Mechanismen werden in unterschiedlichem Ausmaß für den Betroffenen beispielsweise durch Außenreize unkontrollierbar an- und ausgeschaltet.

Das Hyper-Arousal – Auswirkungen einer zu hohen Anspannung im Alltag

Beim Hyper-Arousal ist die Reaktion auf überraschende Situationen oder stressvolle Ereignisse mit einer zu hohen Erregung verknüpft. Auswirkungen sind, neben den schon oben genannten, Hyperaktivität, eine gesteigerte Wachsamkeit, Wut und Aggression, Angst und Panik oder auch Euphorie bzw. Manie.

Das Hypo-Arousal – Auswirkungen einer zu niedrigen Anspannung im Alltag

Beim Hypo-Arousal oder der Untererregung zeigt sich als Reaktion auf diese Wahrnehmung von Stress ein Abschalten mit Rückzugs- und Vermeidungstendenz. Das kann sich in Erschöpfung und Depression, Gleichgültigkeit und Kraftlosigkeit oder auch in chronischer Hilflosigkeit ausdrücken.

Die Regulation des Spannungsniveaus

Zur Regulation des Spannungsniveaus ist es grundsätzlich wichtig, ausreichend Entspannung, Pausen und Möglichkeiten zur Regeneration in das Leben zu integrieren, damit der Parasympathikus immer wieder eine entspannende Wirkung entfaltet und sich Körper und Psyche von stressvollen Erlebnissen regenerieren können, anstatt sich regelrecht immer mehr hoch- oder runterzuschaukeln und dann zu entgleisen. Also sollte der Blick auf einer optimalen Anspannung liegen.

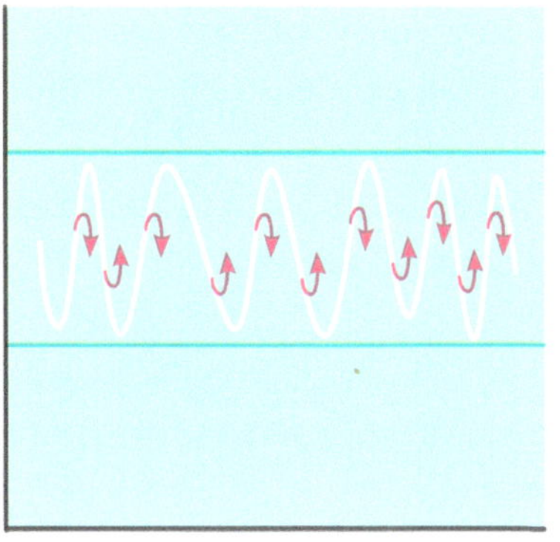

Abb. 9: Der Effekt der Selbstregulation innerhalb des kognitiven Lernfensters. Bei steigender bzw. fallender Anspannung funktioniert die Gegenregulation (rote Pfeile), sodass Ausschläge in Bereiche mit zu hoher oder zu niedriger Anspannung vermieden werden.

Durch die Selbstregulation hat man die Möglichkeit, zu seinem eigenen Kotherapeuten zu werden und ein erhöhtes Maß an Selbstwirksamkeit und Stabilität in Situationen zu erzeugen, in denen sonst nur Hilflosigkeit und Destabilisierung vorherrschten. Nähere Informationen zu den Grundlagen dazu finden Sie u.a. auch im Kapitel 2 (S. 52). Die vorgestellten Methoden in diesem Buch können Sie dabei unterstützen, diese Art der Selbstregulation zu erlernen und immer mehr zu nutzen.

Die Abbildung 9 illustriert diese Effekte. Geht die Anspannung innerhalb des Stress-Toleranz-Fensters zu weit nach oben, kann man regulierend eingreifen, indem man sie mit den entsprechenden Methoden senkt. Und geht sie zu weit nach unten, kann man ebenso regulierend eingreifen, indem man sie sanft erhöht, sodass man weder in einer Über- noch in einer Unteranspannung zurückbleibt.

Das eingeschränkte Lernfenster bei schweren Traumafolgestörungen

Der Vollständigkeit halber möchte ich noch hinzufügen, dass sich das Lernfenster bei Menschen, die unter massiven Traumafolgestörungen leiden, sehr stark einengen kann. Die Konsequenz ist, dass kleinste Reize und Irritationen im Alltag ausreichen, um die von Traumata betroffenen Personen massiv zu destabilisieren. Sie schwanken dann auch viel schneller und extremer von einem Freeze-Zustand zu einem Erschlaffungszustand. Dies macht deutlich, wie wichtig insbesondere bei schweren Traumatisierungen die Selbstregulation und Selbstberuhigung ist. Die Abbildung 10 zeigt die entsprechende Graphik zum eingeschränkten Lernfenster. Nun kann man nachvollziehen, warum es diesen Menschen so schwerfällt, zu lernen und sich zu konzentrieren.

Es wird deutlich, wie viel mehr an Leistung Menschen mit einem solch reduzierten Lernfenster vollbringen müssen.

> Eine Klientin von mir, die erfolgreich ihr Tiermedizinstudium allen Symptomen und Einschränkungen zum Trotz absolviert hat, äußerte beispielsweise Folgendes:
>
> »Ich denke, das Wichtigste ist es, ein Ziel vor Augen zu haben und sich dieses in all seinen Farben und Facetten auszumalen. Sich auszumalen, wie man sein Leben möchte, wie es sich anfühlt, dieses Leben zu führen, und dann alles dafür zu tun, was notwendig ist, um dort hinzukommen. Ich habe gelernt, dass es in meinem Fall einfach nicht ausreicht, in der Psychotherapie ›nur‹ zu reden.
>
> Davon mal abgesehen, wollte ich auch nicht reden und möchte es auch jetzt *noch* nicht. Das ist weiter nicht schlimm, wenn man weiß, dass es Techniken gibt, die es einem ermöglichen, seinen auf gut Deutsch ›Scheißdreck der Vergangenheit‹ aufzuarbeiten und Stabilität im Alltag zu erreichen – Anfangs vielleicht auch mit medikamentöser Unterstützung. Aufgeben ist keine Option. Du magst vielleicht kleine Kämpfe verlieren, aber die Schlacht gehört dir«.

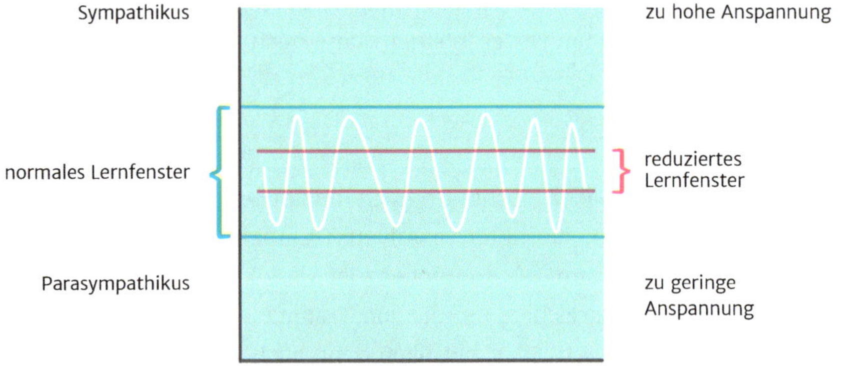

Abb. 10: Das eingeschränkte Lernfenster bei schweren Traumafolgestörungen

DIE POLYVAGAL-THEORIE ODER DAS SOZIALE NERVENSYSTEM

Die Theorie von Porges ergänzt die bisherigen Ausführungen zu den Aktivierungsmustern von Sympathikus und Parasympathikus und den Beschreibungen des zuvor dargestellten Stress-Toleranz-Fensters. Bei den Theorien handelt es sich lediglich um Erklärungsmodelle, die nie perfekt sind. Die Wahrheit lässt sich selten mit einem Modell abbilden. Ich möchte die Polyvagal-Theorie der Vollständigkeit halber kurz beschreiben. Wenn Sie dieser Prozess, der in Ihrem Nervensystem abläuft, näher interessiert, finden Sie hier das gesuchte Wissen. Falls Ihnen das bisher Gelesene völlig ausreicht, überspringen Sie einfach folgenden Text und lesen im Kapitel 2 (ab S. 52) weiter.

Seit geraumer Zeit wird in der Traumatherapie die sogenannte Polyvagal-Theorie, die der Neurowissenschaftler Stephen W. Porges (1995) entwickelt hat, diskutiert.[13] Vielleicht haben Sie schon davon gehört. Ganz kurz zusammengefasst geht es um verschiedene neuronale Schaltkreise des Gehirns, die die menschlichen Reaktionen beeinflussen. Es handelt sich dabei um das Ihnen schon bekannte sympathische und das parasympathische Nervensystem. Das letztgenannte teilt sich in den dorsal-vagalen Ast und den ventral-vagalen Ast. Diese beiden Äste reagieren auf die Wahrnehmung von friedvollen, gefährlichen oder lebensbedrohlichen Situationen mit unterschiedlichen Aktivierungen und sichern so das Überleben.

Ich möchte die Polyvagal-Theorie hier etwas detaillierter, aber dennoch verkürzt und vereinfacht darstellen. Grundsätzlich geht es um die Wechselwirkung zwischen dem Sozialverhalten eines Menschen und den Prozessen in seinem Nervensystem. Porges spricht von einem sozialen Nervensystem, weil sich aus seiner Sicht die Wahrnehmung, das Fühlen, Denken und Verhalten eines Menschen auf sein Nervensystem und damit auf seinen physiologischen Zustand auswirken. Die Suche nach Sicherheit wird hierbei als zentral beschrieben. Ein Mensch, der Sicherheit im Kontakt mit anderen Menschen empfindet, fühlt sich wohl und entspannt. Sein Organismus aktiviert Selbstberuhigungssignale, die an die Organe weitergeleitet werden. Porges bezeichnet diese unbewusste Wahrnehmung von Gefahr und Sicherheit als Neurozeption.

Das Bindungshormon Oxytocin spielt hierbei eine wichtige Rolle. Sind wir nah bei Menschen, bei denen wir uns sicher fühlen, wird Oxytocin ausgeschüttet, was den Stress vermindert sowie Fürsorge und Mitgefühl für andere verstärkt, sodass wir uns umso wohler fühlen.

Diese Funktionen werden dem Wechselspiel von Sympathikus und Parasympathikus zugeschrieben. Aus der Sicht von Porges ist der Sympathikus zuständig für das oben schon beschriebene Kampf- und Fluchtprogramm. Der Parasympathikus, der sich in zwei Stränge aufteilt, hat eine scheinbar paradoxe Funktion: Ein Strang des Vagus ist für Entspannung und Ruhe zuständig, der andere ist sowohl für den Freeze-Zustand, der sich als muskuläre Erstarrung zeigt, als auch für den sogenannten Erschlaffungsreflex verantwortlich, der in seiner Beschreibung die komplette Immobilisierung des Körpers bedeutet.

Das Gleichgewicht der beiden Vagusnerven in der Polyvagal-Theorie

Der dorsal-vagale Nerv hat sich zu einem früheren Zeitpunkt in der Stammesgeschichte entwickelt, man spricht also vom phylogenetisch älterem Teil. Beispielsweise wird die glatte Muskulatur vom Magen-Darm-Trakt von diesem Strang innerviert. Das sogenannte Bauchgefühl speist sich zum einen aus Informationen, die vom Rumpf zum Gehirn geleitet werden, und wird zum anderen durch die Regulation der Rhythmik unserer inneren Bauchorgane beeinflusst.

Der zweite ventrale Vagusnerv hat sich zu einem späteren Zeitpunkt in der Stammesgeschichte entwickelt und innerviert die Muskelgruppen, die mit Bindung, sozialem Verhalten und Pflege verknüpft sind – beispielsweise die quergestreiften Muskeln des Gesichts, die Kau- und Mittelohrmuskulatur.

Das »Soziale Kontaktsystem« von Porges

Wenn die Verdauung aktiv ist und der Bauchraum sich gut anfühlt, bedeutet das, dass sich der dorsale Vagus in einem entspannten Zustand befindet.

In diesem Zustand werden körperliche Anspannung sowie das Flucht- und Kampfprogramm des Sympathikus unterdrückt. Dadurch werden der ventrale Vagus und damit die sozialen Programme des Menschen aktiviert. Nun findet Entspannung, Kontaktfreude, Zugänglichkeit oder auch Spielfreude ihren Raum. »Soziales Kontaktsystem« ist Porges' Bezeichnung für diesen wichtigen Ablauf.

Das Kampf- und Fluchtprogramm bei Porges

Die Hemmung des Sympathikus wird reduziert, wenn der Vagus mit der Unterdrückung desselben aufhört. Die betroffene Person empfindet Angst, und das Verdauungssystem reagiert mit Stress. Wie oben bereits beschrieben werden alle Funktionen aktiviert, die im Kampf oder bei der Flucht hilfreich erscheinen, um das Überleben zu sichern. Nun wird das oben beschriebene kontaktfreudige soziale Verhalten unterdrückt, weil der ventrale Vagus nicht mehr aktiv ist.

Innerhalb dieses Kampf- und Fluchtprogramms wird der ventrale Vagus noch stärker unterdrückt, um das eigene Überleben zu sichern, was für diesen Zeitraum mit einer stärkeren Distanzierung zu anderen Menschen einhergeht.

Die Erstarrung und Erschlaffung als Formen der Dissoziation bei Porges

Sind die Aktivierung des Sympathikus und damit der Kampf ums Überleben bzw. die Flucht nicht erfolgreich, wird der ventrale Vagus immer weiter gehemmt. Nun tritt der dorsale Vagus auf den Plan und bewirkt eine Dissoziation in Form von Erstarrung. Reicht diese aufgrund einer wachsenden Bedrohung nicht aus, kann der dorsale Vagus eine Immobilität des Körpers bewirken und Atmung sowie Herztätigkeit hemmen und somit die komplette dissoziative Erschlaffung des Organismus auslösen. Diese Überreaktion des sogenannten dorsalen Parasympathikus in lebensbedrohenden Situationen kann in letzter Konsequenz extrem selten sogar zum Tod führen. In normaleren oder leichteren Fällen kann Stress auch zu depressivem Verhalten mit Immobilisierung und Abschalten führen.

2 DIE BRÜCKE ZWISCHEN THEORIE UND PRAXIS

Nun möchte ich die Brücke zwischen Theorie und Praxis schlagen und darstellen, wie Sie in Ihrem Alltag selbstbestimmt die Bedingungen für ressourcenvolle Lösungswelten herstellen und den Ausstieg aus der aktuellen Problemtrance gestalten können. In einer liebevollen, sich selbst zugewandten Haltung können Sie die folgenden Grundlagen für ein Gleichgewicht von Körper, Geist und Seele einsetzen und dieses dadurch mit Leichtigkeit erhalten. Ebenso haben Sie die Möglichkeit, die Methoden als »Erste Hilfe« in einer Krise oder zur Stressreduktion, Entspannung oder allgemein als Selbsthilfe und damit zur ressourcenvollen Umgestaltung Ihres Gehirns zu nutzen.

Die meisten der von mir beschriebenen Methoden beziehen den Körper mit ein. Wenn wir den Einfluss des autonomen Nervensystems betrachten, wird deutlich, wie wichtig der Körper bei der Bewältigung von Krisen ist. Er spielt eine sehr große Rolle. Wo wir auch sind: Er ist schlichtweg immer dabei!

Beginnen möchte ich mit ein paar Basisinformationen und kleinen Übungen, um Ihnen im Anschluss einen Überblick über die drei Haupttechniken zu geben.

Was können wir im Alltag tun, um die Rahmenbedingungen für Lösungswelten und positives Erleben zu schaffen?

Erst einmal ist es hilfreich, im Alltag die Voraussetzungen für Entspannung sowie Selbstberuhigung zu schaffen und damit den Parasympathikus zu aktivieren sowie den Sympathikus zu beruhigen. Folgende Informationen oder auch Methoden aus diesem Buch können dazu beitragen.

- Allgemeine Basisinformationen zu grundlegenden Themen wie Beziehungen zu anderen Menschen, Bewegung, Ernährung und körperliches Gleichgewicht werden kurz erläutert.
- Wir können zum einen Trancen aus der Selbsthypnose und zum anderen Methoden aus der Energetischen Therapie wie Atem- und Klopftechniken sowie Elemente aus dem Yoga wie Atemtechniken und Meditation einsetzen.
- Mit Achtsamkeit in der Gegenwart zu bleiben und diese erfolgreich von vergangenen Erfahrungen und Ängsten in Bezug auf die Zukunft zu trennen, kann nach und nach Stabilität im Leben bewirken. Wollen wir dabei explizit bestimmte Themen bearbeiten (wie beispielsweise die Kindheitserinnerungen von Anton), dann können wir insbesondere die »Selbsthypnose zur Gestaltung des Erlebens« (S. 102) sowie die Klopftechniken (S. 130) einsetzen. Auf diesem Wege können wir Ängste, Unsicherheiten, unangenehme Erinnerungen, Blockaden und Motivationsprobleme überwinden und somit unsere Selbstwirksamkeit und unser Selbstwertgefühl stärken. Ebenso sind diese Methoden geeignet, Stress und Koppelungen, wie sie beispielsweise bei Schmerzen, Allergien oder Erkrankungen entstehen, zu verändern. Wie das genau funktioniert, wird leicht verständlich in den entsprechenden Kapiteln erklärt, sodass Sie die Methoden unmittelbar einsetzen und für Ihr inneres Gleichgewicht gewinnbringend nutzen können.

Der rote Faden für den Einsatz aller Methoden ist, dass ich mich mit Achtsamkeit und Wertschätzung für meine momentane Verfassung in den optimalen Zustand bringe. Hierbei geht es um einen liebevollen Blick auf sich selbst.

An dieser Stelle möchte ich den buddhistischen spirituellen Lehrer Thich Nhat Hanh[14] zitieren:

»Um gut mit einem schmerzhaften Gefühl in uns umzugehen, müssen wir es erst einmal erkennen. Normalerweise wollen wir das nicht. Wir wollen vor unserem Leiden davonlaufen, es ignorieren und uns ablenken. Wir brauchen Mut, um anzuerkennen: Es gibt schmerzhafte Gefühle. Ich akzeptiere sie. Ich versuche nicht, sie zu verstecken. Ich will damit sein, ich will mich gut darum kümmern.

Nur wenn wir zu diesem ersten Schritt bereit sind, sind wir zum zweiten Schritt in der Lage: Erst, wenn wir seine Anwesenheit erkannt haben, können wir das Leiden mit Achtsamkeit umarmen. Wir versuchen nicht, dagegen zu kämpfen, wir versuchen nicht, es festzuhalten. Wir nehmen es einfach wahr, in einer vollständig gewaltlosen Art und Weise.

Dein Leid ist ein Teil von dir, deine Achtsamkeit ist ein Teil von dir.«

Es geht also in keinem Fall darum, einen Schmerz »wegzumachen«, sondern sich ihm liebevoll zuzuwenden. Zudem kann ich mir die Erlaubnis geben, mich um ihn zu kümmern und Heilung einziehen zu lassen, indem ich die weiter unten beschriebenen Methoden mit Achtsamkeit und Wertschätzung für mich und mein Wohlbefinden nutze.

Die Grundlagen des harmonischen Gleichgewichts zwischen Körper und Seele

Es ist elementar für unser psychisches und körperliches Gleichgewicht, unsere grundlegenden menschlichen Bedürfnisse zu befriedigen. Je mehr Sie im Gleichgewicht sind, desto eher können Sie sich auf unterstützende Interaktionen mit anderen Menschen einlassen, die dann wiederum das Bindungssystem und damit Ihr Wohlbefinden aktivieren.

Das Erleben von Verbundensein beispielsweise beim gemeinsamen Singen, beim Sport oder beim Tanzen mit anderen beruhigt den gesamten Organismus. Der Aufbau eines Freundeskreises, in dem Unterstützung und Anteilnahme einen Platz haben, stärkt Sie in ihrer Gesamtpersönlichkeit.[15]

Das Einfachste ist oft das Beste!

Deshalb möchte ich die einfachsten Dinge, die Sie womöglich schon wissen, der Vollständigkeit halber an dieser Stelle nennen:

- Trinken Sie ausreichend Wasser, insbesondere bei psychischen Belastungen.
- Essen Sie bei Hunger rechtzeitig.
- Sorgen Sie für eine ausgewogene Ernährung und nehmen Sie ausreichend Proteine, Mineralstoffe und Vitamine zu sich.
- Lassen Sie den Vitamin- und Mineralspiegel überprüfen (beispielsweise von Magnesium, Eisen, insbesondere den Ferritinspiegel, der im oberen Bereich liegen sollte, Vitamin D und den B-Vitaminen wie B12)
- Beglücken Sie sich im Winter mit einer Tageslichtlampe zur Stimmungsaufhellung.
- Erlauben Sie sich Entspannung im Alltag.
- Gönnen Sie sich Erholung und Pausen als Oasen.
- Schlafen Sie genügend, sodass Sie wirklich ausgeschlafen sind.
- Sorgen Sie für ausreichend körperliche Bewegung, indem Sie beispielsweise regelmäßig spazieren gehen oder Sport treiben.
- Suchen Sie wohltuende Kontakte zu anderen Menschen – diese helfen, uns zu stabilisieren und im psychischen Gleichgewicht zu bleiben.
- Vergegenwärtigen Sie sich vorm Einschlafen Ihre Erfolge und guten Momente des Tages, für die Sie dankbar sind. Wiederholen Sie das wenn möglich nach dem Aufwachen, weil sich die positive Wahrnehmung dann besonders intensiv einprägt.

Wenn der Stress Sie schon besucht hat …

In diesem Kapitel finden Sie kleine unterstützende Methoden, die sich in meiner Praxis als Erstintervention bewährt haben, weil sie sehr einfach umzusetzen und effizient sind.

Die im Anschluss vorgestellten Übungen können Sie quasi als Appetizer für die drei Methodenschwerpunkte nutzen! Die Methoden sind einfach, was besonders wichtig ist, weil man komplizierte Übungen unter Stress, Anspannung oder Angst gar nicht mehr umsetzen könnte.

Sie könnten sie jetzt schon mal ausprobieren. Zum einen handelt es sich dabei um sehr leicht zu lernende Atemtechniken und zum anderen um

Orientierungsübungen, mit denen Sie sich leicht stabilisieren können. Sie können einige der Methoden auch ganz unauffällig einsetzen, wenn Sie unterwegs bei einem Spaziergang oder auch bei der Arbeit sind. Ebenso können Sie die Trance-Induktionen aus Kapitel 3 (ab S. 70) jederzeit zur Orientierung und Stabilisierung nutzen. Erfahrungsberichte zu diesen Übungen finden Sie im Onlinematerial zum Buch (siehe S. 4).

Entscheidend ist, dass Sie sie in ruhigen Momenten einüben, um sie dann auch in herausfordernden Situationen parat zu haben.

DER ATEM

Für die meisten Menschen ist es hilfreich, in einem bestimmten vorgegebenen Rhythmus tief zu atmen, da das den Sympathikus und damit das vegetative Nervensystem beruhigt. Insbesondere das tiefe Ausatmen löst vorhandene Frustration und bringt Entspannung für Körper und Seele. Für manche Menschen ist es wenig entspannend, auf ihren eigenen Atem zu achten. Falls eine der beschriebenen Atemübungen für Sie nicht optimal ist oder Sie sogar unruhig macht und Sie vielleicht das Gefühl haben, Sie bekämen nicht mehr so gut Luft, dann suchen Sie sich im Sinne einer geglückten Selbstfürsorge Ihren eigenen, für Sie passenden Atem-Rhythmus. Die hier genannten Übungen können Sie in nur 2 bis 3 Minuten durchführen. Natürlich können Sie sich auch mehr Zeit dafür nehmen. Es gilt in jedem Fall: Besser kurz als gar nicht!

Probieren Sie einfach aus, was für Sie hilfreich ist, oder überspringen Sie ggf. dieses Kapitel. Wie bei allen anderen Übungen in diesem Buch, gilt auch hier: Sie können es nur richtig machen.

Weitere sehr hilfreiche Atemtechniken finden Sie in dem Kapitel »Die Praxis der Yoga-Atemübungen« (ab S. 163). Zu den beruhigenden Atemtechniken gehört auch die Trance »Ihr Atem ist ein Meister in Sachen Beruhigung«, die Sie im Kapitel 3 (ab S. 81) finden.

Atmen im eigenen Rhythmus – die Wellen des Atems

Bei dieser Technik beobachten Sie Ihren Atem einfach in einer annehmenden und wertschätzenden Haltung.[16]

Nehmen Sie eine bequeme Position ein.
Atmen Sie einfach in Ihrem Rhythmus ein und aus und beobachten Sie Ihren Atem gänzlich annehmend.
So, wie Sie atmen, ist es genau richtig.
Nehmen Sie ihn einfach wahr. Ist der Atem eher tief oder flach? Schnell oder langsam? Fühlt er sich eher weiter an oder eng?
So, wie die Wellen an das Ufer kommen und wieder gehen, so können Sie einfach Ihren Atem spüren.
Eine Welle kommt mit dem Einatmen ans Ufer und geht mit dem Ausatmen wieder zurück ins Meer.
Atmen Sie einfach in Ihrem Rhythmus – so, wie das Wasser kommt und geht.
Nehmen Sie sich dafür so viel Zeit, wie Sie brauchen.

Erfüllung durch Loslassen – lassen Sie Ihren Atem einfach los

Setzen oder legen Sie sich bequem hin.
Hier liegt der Fokus auf dem Loslassen.
Während Sie in einer annehmenden Haltung sind, können Sie Ihren Atem einfach wahrnehmen und sich entscheiden, ihn einfach loszulassen. Ganz ohne Kontrolle loslassen …
Atmen Sie in dieser inneren Haltung, solange es Ihnen guttut.
Sie können sich jederzeit, an jedem Ort entscheiden, Ihren Atem loszulassen.
Sie dürfen es sich gönnen, Ihren Atem ganz bewusst loszulassen.
Beginnen Sie mit dieser Übung in entspannten Situationen, um sie dann umso gewinnbringender in angespannten Momenten einzusetzen.

Betonung des Ausatmens

Auch hier nehmen Sie eine bequeme Position ein.
Atmen Sie einfach einige Male normal ein und dann tief und langsam wieder aus.[17]

Der Fokus liegt hierbei auf dem Ausatmen, da das Einatmen den Sympathikus und das Ausatmen den Parasympathikus aktiviert. Meistens atmen wir unter Stress mehr ein als aus.
Deshalb ist es wichtig, das Ausatmen zu verlängern, wie wir es schon automatisch beim Seufzen nutzen.
Beim Ausatmen geben Sie alle Anstrengung und alle Anspannung ab.
Ausatmen heißt loslassen, dadurch entsteht Weite und Raum in uns, sodass Neues entstehen kann.

Der Atem des Ave-Marias

Dieser Atemrhythmus[18] liegt dem Ave-Maria und anderen spirituellen Gesängen zugrunde und beruhigt das vegetative Nervensystem.
Nehmen Sie eine bequeme Position im Sitzen oder im Liegen ein und nehmen Sie einfach nur annehmend und beobachtend Ihren Atem wahr.
Lassen Sie Ihre Atemzüge tief und ruhig werden.
Wenn Sie sanft und regelmäßig 4 Sekunden einatmen und 6 Sekunden ausatmen, entspannt das unser gesamtes Nervensystem sehr.
Atmen Sie so lange in diesem Rhythmus von 4 zu 6, wie es Ihnen guttut.
Diesen Rhythmus können Sie sich jederzeit und an fast jedem Ort gönnen.
Dadurch bleiben Sie grundsätzlich mehr in Ihrer Mitte.

Die Wuu-Atmung

Die Grundlage dieser Atemtechnik[19] findet sich in heilenden spirituellen Gesängen. Das »Wuu« löst eine Vibration der inneren Organe aus, die wiederum den Vagusnerv aktivieren, der Signale zur Beruhigung des Nervensystems sendet. Auch die Wuu-Atmung können Sie mehrmals am Tag durchführen.

Auch hier atmen Sie langsam ein und halten dann die Luft einen kurzen Moment lang an.
Beim Ausatmen fokussieren Sie auf Ihren Bauch und machen dabei den Ton »Wuu«, bis der ganze Atem ausgeströmt ist.

Das Einatmen passiert dann wieder von allein.
Wiederholen Sie diese Übung ein paar Mal hintereinander.

DIE ERDUNG

Sich zu erden ist eine sehr wirksame Art, sich im Hier und Jetzt zu stabilisieren. Sie können auch die Trance »Erden und verwurzeln Sie sich!« in Kapitel 3 (S. 83) nutzen.

Im Rhythmus mit Ihrem Atem können Sie im Stehen ein Bein oder beide Beine quasi in den Boden drücken.[20]
Probieren Sie aus, ob es für Sie angenehm ist, sich beim Einatmen mit der Energie in Richtung Boden zu verbinden oder eher beim Ausatmen.
Erlauben Sie sich zu experimentieren.
Werden Sie eins mit dem Boden, auf dem Sie stehen, spüren Sie den Boden unter Ihren Füßen.
Gehen Sie dabei vielleicht in die Kniebeuge, um Ihre Muskeln und Ihre Kraft zu spüren.

DIE GAZELLE ODER DIE ORIENTIERUNG

Verstärken Sie das Gefühl von Sicherheit, wenn Sie unter Stress stehen.
Orientieren Sie sich im Raum, drehen Sie den Kopf langsam und schauen Sie sich bedächtig um.
Wiederholen Sie das in aller Ruhe in verschiedene Richtungen.
So machen es unter anderem die Gazellen, wenn sie etwas Ungewohntes wahrnehmen.
Nehmen Sie zusätzlich wahr, was Sie sehen und was Ihnen in diesem Moment gefällt.
So aktivieren Sie wie nebenbei positive Assoziationen in Ihrem Gehirn. Der Fokus wird positiver, und das Erleben der Situation verändert sich.

Ein Überblick über die Methoden der Selbsthypnose, der Energetischen Therapie und der Yoga-Atemtechnik

Beginnen möchte ich im nächsten Kapitel mit der Selbsthypnose, also den Trance-Techniken. Diese Methoden unterstützen Sie, im Alltag entspannter zu sein und schwierige vergangene Ereignisse in der Gegenwart positiv zu verknüpfen, sodass sie Sie weniger oder nicht mehr belasten.

Im Anschluss wenden wir uns der Energetischen Therapie zu. Diese setzt sich zusammen aus den sogenannten Klopftechniken und den dazugehörigen Atemtechniken, die Ihnen helfen, Ihr Energiesystem zu harmonisieren und innerhalb Ihres Stress-Toleranz-Fensters zu bleiben bzw. dahin zurückzukehren. Ebenso können Sie mit den Klopftechniken eigene Themen bearbeiten.

Beim dritten Schwerpunkt handelt es sich um spezielle Yoga-Atemtechniken und zusätzlich um einige leichte Meditationstechniken und sogenannte Mudras. Auch Yoga harmonisiert Ihr Energiesystem und sorgt für Ausgeglichenheit in Ihrem Leben.

Mit allen drei Methoden üben Sie Selbstfürsorge, erfahren dadurch Selbstwirksamkeit und nähern sich einem entspannten und gelassenen Zustand.

Ich stelle Ihnen verschiedene Methodenbereiche vor, damit Sie die Möglichkeit haben auszuwählen. Vielleicht spricht Sie die eine oder andere Methode besonders an oder liegt Ihnen sehr. Dann fokussieren Sie auf diese und nutzen sie für Ihr persönliches Wohlbefinden. Auch innerhalb der Methoden können Sie verschiedene Techniken wählen.

Zu Beginn der jeweiligen Kapitel finden Sie die einfacheren Module. Wenn Sie diese geübt haben und hilfreich einsetzen können, können Sie zur nächsten Technik für Ihr persönliches Lösungswelten-Repertoire zur Gestaltung Ihres Wohlfühlens übergehen.

Die Wirksamkeit aller beschriebenen Schwerpunkte ist wissenschaftlich untersucht und in zahlreichen Studien nachgewiesen worden. Hinweise auf die Wirkungen finden Sie in den entsprechenden Kapiteln zur Selbsthypnose, zur Energetischen Therapie und zu den Yoga-Atemtechniken.

3 TRANCE-TECHNIKEN UND SELBSTHYPNOSE

Ein Überblick

Die Hypnose gehört zu den ältesten Heilmethoden in der Menschheitsgeschichte. Sie wurde und wird eingesetzt zur geistigen Heilung von seelischen oder körperlichen Beschwerden. Es werden sogar Operationen ohne Narkose nur mit Hypnose erfolgreich durchgeführt. Unter Hypnose hat man zu früheren Zeiten nur einen schlafähnlichen Zustand verstanden. Derweilen sind die Grenzen zwischen Alltagstrance und klinischer Hypnose viel undeutlicher, und der Begriff der Hypnose ist maßgeblich erweitert worden. Das Spektrum reicht inzwischen von einer tiefen Trance, in der man sehr abwesend und wie schlafend erscheint, bis hin zu einer sogenannten Aktiv-Wach-Hypnose, in der der Klient in Trance beispielsweise auf einem Hometrainer fährt, während die Therapeutin die Hypnose anleitet. Diese Form wird bevorzugt im Hochleistungssport eingesetzt.

In diesem Kapitel finden Sie theoretische Hintergründe sowie einfache und leicht zu erlernende Techniken aus der klinischen Hypnose[21], die Sie als Selbsthypnose-Techniken einsetzen können. Die Methoden sind sowohl bei Erwachsenen als auch bei Jugendlichen und teils bei Kindern vielseitig einsetzbar. Mit ihnen kann man Sicherheit und Stabilität erzeugen, Blockaden lösen, vergangene Ereignisse bearbeiten und integrieren oder auch mithilfe der inneren ureigenen Bilderwelt Lösungen aus dem Unbewussten finden.

Sie können die Methoden nutzen, um belastende Erlebnisse, Stress und Zeitdruck, berufliche oder private Herausforderungen gelassener zu meistern sowie Leistung und Motivation zu steigern.

Ebenso kann man die Selbsthypnose einsetzen, um Ängste hinter sich zu lassen, oder auch, um für Stabilität im Leben zu sorgen.

Die Begriffe Hypnose und Trance werden teils synonym verwendet, bei einer Unterscheidung bezeichnet der Begriff Trance den zur Hypnose gehörenden Bewusstseinszustand.

Sie lernen verschiedene Trance-Eingänge und Trancen kennen, sodass Sie sich mithilfe von Selbsthypnose und Trance-Arbeit für innere Prozesse sensibilisieren und Veränderungsprozesse kreativ gestalten können. Die Selbsthypnose-Techniken werden schrittweise vorgestellt, sodass Sie sie in kleinen Schritten üben und diese Methode gewinnbringend für sich einsetzen können. So erlangen Sie die Fähigkeit, Selbsthypnose in Ihrem Alltag zu nutzen und selbstbestimmter im Hier und Jetzt zu leben. Auf der Website zum Buch (siehe S. 4) finden Sie neben einigen gesprochenen Trancen auch mehrere Erfahrungsberichte zur Anwendung.

SELBSTHYPNOSE – KANN ICH DAS DENN ÜBERHAUPT?

Auch wenn Sie es bis jetzt vielleicht noch nicht gewusst haben: Sie beherrschen von Geburt an die Fähigkeit, in Hypnose und Trancezustände zu gehen.

Hypnose und Trance sind natürliche und wiederkehrende Zustände, in denen wir uns unbewusst und unwillkürlich immer wieder befinden, ohne dass wir es wirklich bemerken: wann immer Sie sich in Tagträumen verlieren oder in der Phase kurz vorm Einschlafen sind, in der schon oft Bilder auftauchen und Sie regelrecht dahinschweben; wenn Sie Auto fahren und sich bei der Ankunft nicht mehr an die Fahrt erinnern können; wenn Sie mit allen Sinnen so sehr in ein Buch vertieft waren, dass Sie rundherum nichts mehr wahrgenommen haben; wenn Sie joggen, in Musik versunken sind oder tanzen – all das sind Situationen, in denen hypnotische bzw. Trance-Zustände in unserem Alltag auftreten können.

Da Trance eine natürliche Kompetenz eines jeden Menschen darstellt, kann jeder Selbsthypnose lernen und anwenden, der willens ist und die Bereitschaft hat, sich damit auseinanderzusetzen und zu üben. Wichtig ist: In

Trance zu gehen gelingt – genauso wie Meditation oder Einschlafen – nur anstrengungslos. Sie können sich also vollends entspannen, weil Sie die Fähigkeit zur Trance im Grunde ja schon vorher besessen haben.

In Abgrenzung zu der spontan auftretenden Trance im Alltag zeichnet sich Selbsthypnose dadurch aus, dass sie zielgerichtet ist. Sie verfolgen ein Ziel und nutzen Trance und Selbsthypnose, um Aspekte Ihres Lebens zu gestalten. In der Trance finden Sie Zugang zu Bereichen in Ihrem Inneren, die Ihnen in Ihrem Alltagsbewusstsein wahrscheinlich verschlossen sind. Hypnose ist somit eine Art Eintrittskarte in Ihre verborgenen inneren Welten und der Schlüssel, diese Kräfte für sich selbst und die eigenen Ziele zu nutzen.

In diesem Kapitel haben Sie nun die Chance zu lernen, wie Sie Selbsthypnose und Trance bewusst und zielgerichtet für die Gestaltung Ihrer Lösungswelten einsetzen und damit Ihre persönlichen Grenzen erweitern können. Sollten Sie feststellen, dass es aus irgendeinem Grund nicht so funktioniert, wie Sie es sich wünschen, können Sie sich Unterstützung bei einer qualifizierten Hypnosetherapeutin suchen.

WISSENSCHAFTLICHE UNTERSUCHUNGEN ZUR HYPNOSE

Inzwischen gibt es viele Untersuchungen von Menschen, die sich in Trance bzw. unter Hypnose befunden haben. Zum Einsatz kommen dabei folgende Untersuchungsmethoden: neurophysiologische Methoden wie das EEG (Elektroenzephalogramm) und die funktionelle Bildgebung – die fMRT (funktionelle Magnetresonanztomographie) sowie die PET (Positronen-Emissionstomographie). Mittels dieser modernen Verfahren konnte nachgewiesen werden, dass sich sowohl die Aktivitäten als auch die neuronale Plastizität in unterschiedlichen Hirnarealen und damit die Selbstorganisation des Gehirns unter Hypnose verändern.[22]

WILLENLOS IN HYPNOSE? WIE UM HIMMELS WILLEN FUNKTIONIERT DANN SELBSTHYPNOSE?

Auch bei einer Hypnose durch eine Therapeutin entscheiden letztendlich Ihr Unbewusstes und Sie selbst eigenständig, welche Aussagen der Therapeutin Sie in Ihrem Inneren erreichen und welche Sie zulassen. Somit kann man sagen, dass jede Hypnose eine Art von Selbsthypnose darstellt. Dennoch ist es wichtig, nur bei qualifizierten und gut ausgebildeten Therapeutinnen Hypnosesitzungen in Anspruch zu nehmen, um Risiken für Sie auszuschließen.

Im Falle der hier vorgestellten Selbsthypnose können Sie es nur richtig machen, wenn Sie sich entspannen und es in einer liebevollen und zugewandten Haltung gänzlich ohne Leistungsdenken angehen. Dann feuern in Ihrem Gehirn die »richtigen Netzwerke« und verknüpfen sich auf eine hilfreiche Art und Weise. Der Rest wird sich durch regelmäßiges Üben entwickeln, sodass Sie bald Selbsthypnose und Trance für Ihre Belange im Alltag nutzen können. Grundsätzlich können Sie dadurch selbstbestimmter und zielgerichteter durch Ihr Leben gehen. Beispielsweise lassen sich die meisten der erfolgreichen Sportler coachen und nutzen derweilen Hypnose und Selbsthypnose, um ihr Training zu unterstützen und ihre Ziele und Visionen zu erreichen.

WER HYPNOTISIERT BEI SELBSTHYPNOSE EIGENTLICH WEN?

Wenn ich in meiner Praxis mit einem Klienten mit Trance oder Hypnose arbeite, sind die Rollen klar verteilt. Ich leite die Trance an und folge den Impulsen des Klienten, sodass die Hypnose auf die Bedürfnisse und die Innenwelt des Klienten maßgeschneidert ist. Der Klient ist natürlich bei vollem Bewusstsein und kann sich auch noch an den gesamten Ablauf erinnern.

Wenn Sie Selbsthypnose lernen, entwickeln Sie einen inneren Coach, der Sie durch diese Trance leitet. Natürlich kann es sein, dass Sie zwischendurch in der Entspannung abdriften oder auch Gedanken nachhängen, was aber lediglich etwas mehr Zeit braucht, die Selbsthypnose funktioniert dennoch genauso gut.

DIE EINSATZMÖGLICHKEITEN UND KONTRAINDIKATIONEN DER SELBSTHYPNOSE

Einsetzen können Sie die Selbsthypnose im Grunde bei allen Themen, die Sie selbstbestimmt verändern möchten.

Befinden Sie sich in der akuten Phase einer Schizophrenie oder sonstigen Psychose, würde ich allerdings von dieser Methode dringend abraten. Sollte es sich bei Ihrem Thema um massive Ängste oder Panikattacken bzw. um ein Trauma handeln, können Sie sehr wohl die orientierenden (s. unten im Text) oder stabilisierenden Techniken nutzen. Bei schwerwiegenden

Traumatisierungen oder extremeren Symptomen ist es wichtig, vorsichtig auszuprobieren, inwieweit Selbsthypnose zur Entspannung, Stabilisierung und Ressourcenaktivierung möglich ist. Eine Variante wäre in diesem Fall, die Trancen aufzunehmen und sie dann beispielsweise mit offenen Augen oder sogar bei einer ungefährlichen Tätigkeit – wie beim Aufräumen oder auf dem Hometrainer – anzuhören. Besprechen Sie den Einsatz dieser Methode bitte in jedem Fall mit Ihrer Therapeutin.

Bei den gestaltenden Techniken, in denen Sie das zu bearbeitende Thema aktivieren müssen, würde ich davon abraten, sie alleine auszuprobieren. Es kann sein, dass es die Ängste oder die Trauma-Erinnerungen auslöst und Sie in dem Moment massiv überfordert sind. Wenn Sie bei der Durchführung einer dieser Methoden zu viel Schwere spüren oder die Technik nicht funktioniert, orientieren Sie sich bitte zurück und suchen sich für dieses Thema Unterstützung z. B. durch Ihre Therapeutin.

Sollte es passieren, dass zu viele Ängste oder belastende Erinnerungen aktiviert werden, können Sie sich im Raum und ins Hier und Jetzt reorientieren, indem Sie die unten aufgeführten Techniken ausüben. Damit Sie sich bei allen Methoden der Selbsthypnose wirklich sicher fühlen können, üben Sie bitte vorher, die Reorientierung durchzuführen.

Wichtig ist, dass Sie die Reorientierungstechniken regelrecht im Schlaf beherrschen, bevor Sie mit der Selbsthypnose beginnen!

Für die Reorientierung im Raum können Sie eine oder auch mehrere der folgenden Übungen nutzen:

- die Methode »Die Erdung« im Kapitel 2 (S. 59)
- die »Gazellen-Übung« im Kapitel 2 (S. 59)
- die Technik »5–4–3–2–1« oder »Betty Ericksons Special« im Kapitel 3 (S. 71)
- die Übung »3 zu 1« im Kapitel 3 (S. 74)

Ungewollte Selbsthypnose durch Gedanken und Sprache

In unseren Gedanken, in Selbstgesprächen und im Kontakt mit anderen Menschen benutzen wir permanent Sprache. Da unser Gehirn tendenziell eher auf das Negative fokussiert, ist es nicht verwunderlich, dass sich diese Neigung auch bei der Verwendung von Sprache zeigt. Mit etwas Aufmerksamkeit und Übung können Sie diese Art von Selbsthypnose, die in eine wenig hilfreiche

Richtung führt, beenden.[23] Profitieren Sie davon, Ihr wunderbares Werkzeug der positiven Sprache Ihres Gehirns zu nutzen.

Insbesondere bei Ängsten, Schmerzen oder auch bei Traumata ist diese Technik sehr wichtig, da wir unsere Ängste, Unsicherheiten, aber auch körperlichen Zustände durch Sprache immer wieder selbst erzeugen und verstärken. Im Folgenden finden Sie Informationen und einige kleine Übungen dazu.

FAHR LANGSAM, KUTSCHER, ICH HAB'S EILIG!

Hilfreich ist es, im Alltag das Wort »schnell« im Sinne von »Das mache ich schnell!« zu vermeiden, da das Wort »schnell« in der Regel den Sympathikus aktiviert und damit eine spontane und ungewünschte Stressreaktion auslöst. Das gilt im Übrigen auch, wenn Sie mit Kindern sprechen. Diese reagieren in der Regel sofort mit Stress auf das Wörtchen »schnell«.

Stattdessen können Sie besser ähnliche Sätze wie »Das mache ich in aller Ruhe« nutzen. Spüren Sie nach, ob die verschiedenen Formulierungen einen Unterschied in Ihren Gefühlen, Körperempfindungen oder den darauffolgenden Gedanken auslösen.

DIE ZITRONE – EINE KLEINE IMAGINATIONSÜBUNG

Stellen Sie sich jetzt bitte keine Zitrone vor!
Auf gar keinen Fall eine Zitrone!!!
Ich brauche Sie eigentlich nicht zu fragen, was Sie sehen.
Höchstwahrscheinlich eine gelbe und saftige Zitrone.
Und stellen Sie sich nun vor, dass Sie auf keinen Fall in diese Zitrone beißen!
Sie beißen nicht und auf gar keinen Fall in diese Zitrone, die Sie vor sich sehen!!!
Stellen Sie sich auf keinen Fall vor, wie Sie hineinbeißen!
Beobachten Sie sich, wie Sie sich intensiv vorstellen, auf keinen Fall in diese Zitrone zu beißen.

Sicher werden Sie selbst bemerken, dass Ihr Gehirn in Bildern arbeitet und dass Sie körperliche Reaktionen zeigen, womöglich verziehen sie Ihr Gesicht, oder es zieht Ihren Mundinnenraum zusammen, wie es bei mir schon beim Schreiben dieses Abschnitts passiert.

DIE BILDHAFTE VERARBEITUNG VON SPRACHE

Wir sind Säugetiere und verarbeiten alles bildhaft. Assoziativ werden die Dinge aktiviert, die wir denken oder benennen – völlig unabhängig von Worten wie »nicht« oder »keine«. Der Satz »Ich habe keine Angst mehr« ist somit sinnlos und führt als Zielformulierung zum Gegenteil: Wir aktivieren paradoxerweise und ungewollt Angst!

Ebenso bewirken Sätze wie »Es passiert nichts Schlimmes« oder »Es ist wahrscheinlich nicht Bösartiges« bei einem Arztbesuch keine Beruhigung, sondern wahrscheinlich das Gegenteil. Wenn Sie einen Hund haben, dann wissen Sie das. Hunde hören das Wort »Fressen« – und egal, ob ein »nicht« oder ein »kein« davorsteht, stehen sie bei ihrem Lieblingswort schwanzwedelnd und mit freudiger Erwartung vor ihrem Herrchen und warten auf das aus ihrer Sicht angekündigte Fressen.

KEINE BÖSEN WÖRTER

Also ist es in nachvollziehbarer Weise wichtig für uns, keine negativen oder beunruhigenden Wörter zu verwenden, sondern uns stattdessen so oft wie möglich positiv auszudrücken. Dementsprechend können Sie ab jetzt Gedanken, Wünsche oder Ziele positiv formulieren und die Sprache und Bilder nutzen, die den eigenen Zielen und Wünschen entsprechen. Formulieren Sie also Sprache konsequent positiv und passen Sie sie damit an die positive Gehirnsprache an.

Dadurch fokussieren wir automatisch auf das Richtige, denn wir steuern exakt auf das zu, was wir formulieren und in was wir unsere Energie stecken. Wir können auf zwei Arten sowohl unsere Sprache als auch unsere Gedanken in positive Richtungen anpassen: zum einen in Bezug auf negative Formulierungen und zum anderen in Bezug auf positive Formulierungen. Das funktioniert folgendermaßen:

Meiden Sie »nicht« und »kein« in Zusammenhang mit negativen Formulierungen!

In der ersten Variante können Sie anstelle einer verneinten negativen Formulierung die entsprechende positive Formulierung nutzen:

Anstelle von ...	... denken Sie ...
»Ich habe keine Angst«	»Ich fühle mich sicher«.
»Ich habe keinen Stress«	»Ich bin entspannt«.
»Das ist nicht schlecht«	»Das ist gut«.

Benutzen Sie »nicht« und »kein« in Zusammenhang mit positiven Formulierungen!

Anstelle von negativer Formulierung nutzen Sie in der zweiten Variante die entsprechende verneinte positive Formulierung:

Anstelle von ...	... denken Sie ...
»Ich habe Angst«	»Ich fühle mich noch nicht sicher«.
»Ich bin gestresst«	»Ich bin noch nicht entspannt«.
»Das ist schlecht«	»Das ist noch nicht gut«.

Wenn wir die positive Gehirnsprache nutzen, ist die Wahrscheinlichkeit viel höher, dass wir innerhalb unseres Stress-Toleranz-Fensters bleiben.

Mit der negativen Art von Sprache erhöhen wir dagegen die Wahrscheinlichkeit, uns selbst aus dem Stress-Toleranz-Fenster an den Rand zu bringen oder gar herauszukatapultieren. Deshalb ist es elementar, eine hilfreiche Sprache zu benutzen und davon zu profitieren. Sicherlich kostet das erst mal Energie, doch Sie werden sehr viel mehr Energie zur Verfügung haben, wenn Sie die Art, wie Sie denken und sprechen, bewusst wahrnehmen und entsprechend sorgsam mit sich umgehen. Das Gefühl, einen Knoten im Gehirn zu bekommen, ist am Anfang normal und auch ein gutes Zeichen: Ihr Gehirn ist verwirrt und lernt etwas Neues!

Eine kleine Übung zur positiven Gehirnsprache

Zuerst einmal wählen Sie ein Thema aus, mit dem Sie noch nicht so gut zurechtkommen.

Teil 1

- Denken Sie in negativer Sprache darüber nach oder noch besser: Sprechen Sie es laut aus! Oder machen Sie die Übung mit einer Freundin oder einem Freund. Sprechen Sie dabei, in wahrscheinlich gewohnter Weise, in negativen Formulierungen.
- Nun spüren Sie nach, wie sich Ihr Körper anfühlt, wie Sie atmen, wie Sie sich fühlen, wie zuversichtlich und hoffnungsvoll Sie sind, diese Herausforderung zu meistern.

Teil 2

- Denken Sie in positiver Sprache über dasselbe Thema nach, mit dem Sie noch nicht so gut zurechtkommen, oder noch besser: Sprechen Sie es laut aus! Oder machen Sie die Übung mit einer Freundin oder einem Freund. Sprechen Sie dabei in positiven Formulierungen und lassen Sie sich von Ihrem Gegenüber unterstützen.
- Anschließend spüren Sie nach, wie sich Ihr Körper nun anfühlt, wie viel Raum Sie zum Atmen haben, wie Sie sich fühlen und wie zuversichtlich und hoffnungsvoll Sie sind, diese Herausforderung zu meistern.
- Vergleichen Sie die Unterschiede zwischen positiver und negativer Sprache in Bezug auf Ihren Körper, Ihre Emotionen und Empfindungen sowie Ihre Hoffnung und Zuversicht.

Ich vermute, dass Sie einen deutlichen Unterschied bei diesen beiden Übungen gespürt haben. Wenn Sie beginnen, Ihre Sprache und Gedanken in der Kommunikation mit anderen zu beobachten, werden Sie höchstwahrscheinlich überrascht sein, wie viel Raum »böse Wörter« einnehmen und welche Auswirkungen sie auf Sie und Ihre seelische sowie körperliche Verfassung haben.

Wenn Sie die positive Sprache Ihres Gehirns im Alltag umsetzen möchten, ist es sicher hilfreich, sich Verbündete zu suchen, mit denen Sie üben und sich gegenseitig daran erinnern können.

Vielleicht möchten Sie zudem herausfinden, was Ihre persönlichen bösen Wörter sind und quasi wie beim Feng-Shui Ihren Wortschatz regelrecht entrümpeln. Sie können achtsam wahrnehmen, welche Gedanken oder auch Worte Ihre Stimmung runterziehen, und diese nach und nach aussortieren.

Der Vorteil ist, dass Ihre positiv gefärbten Gedanken und Worte bei Gesprächen Entspannung und Wohlfühlen aktivieren anstelle der nicht so positiven und unerwünschten Gefühle und körperlichen Empfindungen. Davon können sowohl Sie selbst als auch Ihre Gesprächspartner im privaten wie im beruflichen Kontext profitieren.

Leicht zu erlernende Trance-Techniken und Selbsthypnose

Einsteigen werden wir bei der Selbsthypnose mit den sogenannten Trance-Induktionen, die Sie unterstützen, in einen entspannten Zustand zu kommen und in eine Trance zu gleiten. Danach stelle ich Ihnen Trance- und Selbsthypnose-Techniken vor, die Ihnen helfen, belastende Empfindungen und Emotionen zum Positiven hin zu verändern sowie Herausforderungen in der Gegenwart lösungsorientierter anzugehen. Dadurch können Sie Ihre eigenen Lösungswelten aktiver gestalten, statt Opfer der vergangenen oder gegenwärtigen Umstände zu sein.

Auf Seite 129 finden Sie die Seitenangaben aller Trance- und Selbsthypnose-Texte, die Sie auch ohne Vorkenntnisse nutzen können.

DREI TRANCE-INDUKTIONEN MIT DREIFACHER FUNKTION

Die drei folgenden Techniken verfügen über drei Wirkungsweisen: Sie helfen Ihnen einerseits, sich auf die anschließende Trance einzustimmen und in den Trancezustand hineinzugleiten, und unterstützen Sie andererseits, in herausfordernden Situationen in einer lösungsorientierten Haltung und im Hier und Jetzt zu bleiben und sich zu orientieren. Zudem aktivieren Sie den Parasympathikus und lösen dadurch eine Entspannungsreaktion aus, die Ihr Nervensystem und sämtliche Körperprozesse beruhigt (s. auch »Der Sympathikus und der Parasympathikus des autonomen Nervensystems« auf S. 30).

Wenn Sie möchten, können Sie die Techniken in beliebiger Weise kombinieren. Probieren Sie sie einfach in einer entspannten Situation aus und üben ein wenig. Einsetzen können Sie die drei Trance-Induktionen in einer heiklen Situation, um Ihre körperliche Anspannung zu verringern oder Ihre Emotionen zu beruhigen. Zudem können Sie leichter im Hier und Jetzt bleiben bzw.

dorthin zurückkommen. Erfahrungsberichte dazu finden Sie auf der Website zum Buch (siehe S. 4).

Die Methoden sind sehr schnell zu erlernen, und Sie können sie in nahezu allen Situationen einsetzen, in denen Sie innerlich etwas verändern möchten. Das Spektrum reicht von Ängsten, Blockaden oder Verstimmungen, Schlafstörungen bis hin zu Trauma-Triggern oder auch Schmerzzuständen (s. auch den Abschnitt »Trauma, Dissoziation, Flashbacks und Trigger« auf S. 43).

Das erweiterte Augenrollen[24]

- Setzen Sie sich in eine bequeme Position.
- Mit geöffneten Augen blicken Sie in Richtung Boden.
- Sie atmen tief ein, während Sie Ihre Augen langsam und gleichmäßig nach oben zu dem Punkt zwischen Ihren Augenbrauen, zum sogenannten dritten Auge, bewegen, und stellen sich vor, dass Sie in die Mitte Ihres Kopfes blicken wollen. Die Augenlider und Augenbrauen bleiben dabei ganz entspannt.
- Halten Sie die Luft an und lassen Sie Ihre Augen einige Sekunden lang in dieser Position.
- Schließen Sie Ihre Augen in dieser Position, während Sie noch den Atem anhalten.
- Atmen Sie langsam tief aus. Währenddessen lassen Sie Ihre Augen langsam nach unten Richtung Boden blicken. Halten Sie sie einige Sekunden lang in dieser Position.
- Dabei tritt häufig ein Gefühl tiefer Entspannung ein.
- Danach entspannen Sie Ihre Augen und spüren noch einen Moment lang nach.

Die Technik »5-4-3-2-1« oder »Betty Ericksons Special«

Bei dieser Methode beschreiben Sie laut oder leise lediglich in einer bestimmten Abfolge Ihre verschiedenen Sinneswahrnehmungen.[25] Sie können die Technik so häufig wiederholen, wie es für Sie hilfreich ist.

Der Ablauf der Technik »5–4–3–2–1«

Teil 1

Sie beschreiben fünf Dinge, die Sie sehen.
Sie beschreiben fünf Dinge, die Sie hören.
Sie beschreiben fünf Dinge, die Sie spüren.

Teil 2

Sie beschreiben vier Dinge, die Sie sehen.
Sie beschreiben vier Dinge, die Sie hören.
Sie beschreiben vier Dinge, die Sie spüren.

Teil 3

Sie beschreiben drei Dinge, die Sie sehen.
Sie beschreiben drei Dinge, die Sie hören.
Sie beschreiben drei Dinge, die Sie spüren.

Teil 4

Sie beschreiben zwei Dinge, die Sie sehen.
Sie beschreiben zwei Dinge, die Sie hören.
Sie beschreiben zwei Dinge, die Sie spüren.

Teil 5

Sie beschreiben ein Ding, das Sie sehen.
Sie beschreiben ein Ding, das Sie hören.
Sie beschreiben ein Ding, das Sie spüren.

Nach Teil 5 können Sie mit den Beschreibungen wieder von vorn beginnen, also bei den fünf Sinneswahrnehmungen. Sie können den Durchgang so oft wiederholen, wie Sie möchten. Dabei können Sie Neues benennen oder auch das Alte wiederholt beschreiben.

Diese Methode wirkt wie eine Art Trichter, der Sie immer tiefer in die Entspannung bringt.

Ein Beispiel für die Technik »5–4–3–2–1«

Teil 1

Ich sehe den Computer, den Buddha, den Schreibtisch, den Zettelklotz und die Kristallkugel.

Ich höre das Rauschen des Computers, meine eigene Stimme, immer noch das Rauschen, die Vögel draußen, und sonst höre ich nichts.

Ich spüre den Stuhl, auf dem ich sitze, spüre meine rechte Hand, spüre meine linke Hand, spüre meinen Atem und spüre meinen Bauch.

Teil 2

Ich sehe den Computer, ich sehe den Zettelklotz, ich sehe die Stifte und die Schildkröte auf meinem Schreibtisch.

Ich höre das Rauschen des Computers, höre meine eigene Stimme, höre die Vögel draußen und immer noch das Rauschen.

Ich spüre meine Füße auf dem Boden, spüre meine Hand, spüre meinen Atem und spüre meinen Rücken.

Teil 3

Ich sehe den Bildschirm, den Buddha und die Kristallkugel.

Ich höre das Rauschen des Computers, höre meine Stimme und die Vögel draußen.

Ich spüre meine Füße, spüre meinen Atem und meinen Bauch.

Teil 4

Ich sehe den Buddha und die Kristallkugel.

Ich höre das Rauschen und meine Stimme.

Ich spüre meinen Atem und meine rechte Hand.

Teil 5

Ich sehe den Buddha.

Ich höre meine Stimme.

Ich spüre meinen Atem.

Besonderheiten beim Einsatz der Technik »5–4–3–2–1«

Diese Methode können Sie an Ihre Bedürfnisse und Ihre Situation anpassen. Hier finden Sie Erläuterungen zu den Themen Ein- oder Durchschlafschwierigkeiten und Ängste.

Einschlafen mit der Technik »5–4–3–2–1«

Wenn Sie die Methode zum Ein- oder Durchschlafen einsetzen wollen, sehen Sie in der Dunkelheit in der Regel nicht viel.

Deshalb können Sie in diesem Fall einfach die Gegenstände benennen, von denen Sie wissen, dass sie im Raum sind, oder Sie beschränken sich auf das, was Sie hören und spüren.

Die Technik »5–4–3–2–1« zur Selbstberuhigung bei Ängsten

Sollten Ängste in Ihrem Fokus stehen, ist es in der Regel wenig hilfreich, sich auf die Körperwahrnehmung zu konzentrieren, wenn Sie sich eh schon unruhig und angespannt fühlen oder Herzrasen haben. Die Fokussierung auf die körperlichen Empfindungen verstärken Ängste in der Regel nur noch mehr. Deshalb ist es in diesem Fall gut, sich abzulenken und auf äußere Wahrnehmungen zu fokussieren, nämlich nur diejenigen zu beschreiben, die Sie sehen und hören.

Die Technik »3 zu 1« oder die Bequemlichkeit unseres Gehirns

Wenn unser Gehirn drei Beschreibungen von Sinneswahrnehmungen hört, die der Realität entsprechen, überprüft es innerlich diese drei Dinge und geht danach bequemerweise davon aus, dass das nächste, was es hört, auch stimmt, und erzeugt diese körperliche Wahrnehmung, auch wenn sie zuvor nicht der Realität entsprach.

Bei der Anwendung der Methode benennen Sie insgesamt drei Sinneswahrnehmungen wie beispielsweise, was Sie sehen, hören oder spüren. Diese Wahrnehmungen müssen exakt der Realität entsprechen.

Bei den ersten drei beschriebenen Wahrnehmungen geht es um das Thema Einfühlen, das sogenannte Pacing, und bei der vierten Beschreibung um das Thema Führen, das sogenannte Leading.

Diese Bequemlichkeit unseres Gehirns können wir folgendermaßen nutzen: Sie beschreiben zum Beispiel diese drei Sinneswahrnehmungen:

- Ich spüre meinen rechten Fuß.
- Ich spüre meine linke Schulter.
- Ich höre meinen Atem.

Danach formulieren Sie eine vierte Aussage, die den Zustand beschreibt, den Sie erreichen möchten, der aber womöglich noch nicht existent ist. Am besten formulieren Sie einen positiven Satz ohne Verneinung, da Ihr Gehirn die Worte »nicht« und »keine« nicht kennt und sonst das Negative aktiviert (s. »Ungewollte Selbsthypnose durch Gedanken und Sprache«, S. 65).

Hier finden Sie Beispielformulierungen für den angestrebten Zustand, den man an vierter Stelle nennen kann (der Satz sollte in der Gegenwartsform gebildet werden):

- Mein Atem ist ruhig und tief.
- Mein Körper ist angenehm schwer.
- Ich lasse alles los.
- Ich bin ruhig und gelassen.
- Ich fühle mich sicher und geschützt.

Sie sprechen ganz natürlich, ruhig und langsam und mit dem eigenen Ausatmen. Wenn es Ihnen lieber ist, können Sie diese Sätze auch denken.

Am besten machen Sie mehrere Durchgänge, um gut und tief in die Entspannung zu gehen sowie einen tranceähnlichen Zustand zu erreichen. Die Sinneswahrnehmungen können sich wiederholen, oder es kann sich auch um neue Formulierungen handeln. Sie brauchen weder originell zu sein, noch müssen Sie sich die schon gedachten oder gesagten Sätze merken. Es ist ganz einfach! Beschreiben Sie einfach drei Dinge, die stimmen und als viertes den positiv formulierten Zustand, den Sie erreichen möchten.

Hier noch mal ein Beispiel für drei Durchgänge, welches Sie in dieser Form zum ersten Üben übernehmen könnten:

1. Ich spüre meinen rechten Fuß. Ich spüre meinen linken Fuß. Ich spüre mein rechtes Bein.
   Ich fühle mich sicher und geschützt.
2. Ich spüre mein linkes Bein. Ich spüre meinen Bauchraum.
   Ich spüre meinen Rücken.
   Mein Körper ist angenehm schwer.
3. Ich höre meinen Atem. Ich höre die Geräusche in der Umgebung. Ich spüre meine Schultern.
   Mein Atem ist angenehm tief.

Probieren Sie es einfach in einer entspannten Situation aus und üben die Abfolge ein wenig. Danach können Sie es auch gewinnbringend in einer angespannten Situation nutzen, um Ihre körperliche Anspannung zu verringern oder auf Ihre Emotionen beruhigend einzuwirken und sie zu regulieren.

Es ist eine sehr schnell erlernbare Methode, die Sie nahezu in allen Situationen einsetzen können, in denen Sie innerlich etwas verändern möchten.

Informationen zur ressourcenvollen Selbsthypnose

In diesem Kapitel finden Sie Informationen zur Tonaufnahme, zum Anhören sowie zum erfolgreichen Üben der in diesem Buch vorgestellten Trancen und Selbsthypnosen. Auch möchte ich erläutern, wie Sie mit Ablenkungen während der Trance umgehen können.

DIE AUFNAHME DER TRANCE-TEXTE MIT DER EIGENEN STIMME

Wenn Sie möchten, können Sie die Trance-Texte in diesem Buch beispielsweise mit Ihrem Handy aufnehmen, um sie dann mit Ihrer eigenen Stimme anhören zu können. So haben Sie die Möglichkeit, die Länge der Pausen zu bestimmen oder auch den Text nach Ihren Wünschen und Vorlieben zu verändern. Sollten Sie beispielsweise Ihren sogenannten »inneren sicheren Ort« gefunden haben, können Sie die in der Trance enthaltenen Suchprozesse weglassen und stattdessen Ihren eigenen Ort beschreiben und dadurch noch stärker aktivieren.

Es gibt auch manchmal Schlüsselworte, die uns stressen und uns aus der Entspannung herausholen würden: Eine Bekannte von mir hatte den Tsunami in Thailand knapp überlebt. Sie würde sicher zusammenzucken, würde man einen Ort am Meer vorschlagen. So gibt es vielleicht auch bei Ihnen bestimmte Worte, die mehr oder weniger negative Assoziationen bei einer Trance auslösen könnten. Seien Sie achtsam mit sich und lesen Sie die Texte bitte sorgfältig durch, um sie ggf. im Sinne einer optimalen Selbstfürsorge zu verändern, sodass Sie Ihre selbstgestaltete Selbsthypnose rundherum genießen können.

In den Trance-Texten werde ich zum »Du« übergehen, weil es persönlicher ist und Ihrem Unbewussten sicher besser gefällt. Zudem möchten Sie sich wahrscheinlich nicht selbst siezen, wenn Sie die Selbsthypnose aufnehmen und mit Ihrer Stimme aufsprechen. Für manche Menschen ist es bei den selbst aufgenommenen Trance-Texten sogar angenehmer, dass »Du« in ein »Ich« zu verwandeln. Das könnte zum Beispiel folgendermaßen aussehen: »... und ich lenke nun die Aufmerksamkeit auf meinen Atem ... und dann ... auf mein Einatmen ...« Probieren Sie einfach aus, was Ihnen am angenehmsten ist.

Die Dauer der Trancen ist einerseits abhängig von der Textlänge und andererseits von Ihrem Sprechtempo und somit sehr unterschiedlich. Ich kann Ihnen eine ungefähre Orientierung geben, die in ihrer Genauigkeit den Zeitangaben für einen Wanderweg entspricht – bei dem die Dauer von der Geschwindigkeit des Wandernden abhängt. Wenn ich beispielsweise mit meiner Geschwindigkeit den Text der Trance-Einleitung zum Modul »Die Treppe« (S. 88) aufnehme, brauche ich dafür ca. 6 ½ Minuten. Entsprechend sind die Zeitangaben der Trancen nur ungefähre Werte.

Hilfreich ist es, bei der Aufnahme der Trancen mit langsamer und ruhiger Stimme zu sprechen und bei den Pünktchen »…« entsprechend Pausen zu machen. Die Pausen sollten eher länger sein, damit Sie Zeit haben, Bilder zu entwickeln und inneren Prozessen Raum zu geben. Bei mehreren Pünktchen-Reihen »… … … …« ist es hilfreich, die Pause noch mehr zu verlängern. Befinden sich zwischen den Pausen Absätze oder eine Extrareihe mit Pausenzeichen »… … … «, sollte die Pause noch länger sein.

Gleichen Sie Ihren Atemrhythmus dem Zustand tiefer Entspannung an, indem Sie normale ruhige und tiefe Atemzüge nehmen. Sprechen Sie dabei ganz natürlich während des Ausatmens. Dieses sogenannte »Pacing« oder auch Einfühlen wirkt dann wiederum beruhigend auf Sie, wenn Sie die Trance anhören.

Noch ein Tipp für die »Aufnahme-Unerfahrenen«: Bei der Aufnahme mit dem Handy ist es wichtig, bei einer Unterbrechung der Aufnahme auf »Pause« zu drücken und nicht auf »Stopp«, weil die Aufnahme sonst abgeschlossen wäre und Sie noch mal von vorne beginnen müssten.

Nehmen Sie vielleicht erst mal einen kleinen Abschnitt auf, um ihn anzuhören und auf Geschwindigkeit und Stimmlage zu überprüfen. So können Sie gewährleisten, dass Ihre Aufnahme genau auf Ihre Bedürfnisse abgestimmt ist. Untersuchungen zeigen, dass das Anhören der eigenen Stimme auf die meisten Menschen sehr beruhigend wirkt. Falls Ihnen die eigene Stimme beim Abspielen wider Erwarten nicht angenehm ist, bitten Sie einfach eine andere Person Ihres Vertrauens, die ggf. auf Sie abgestimmte Trance aufzusprechen oder hören Sie die Aufnahmen der Trancen mit meiner Stimme im Internet an.

Wenn Sie die Trancen schon verinnerlicht haben, können Sie sie natürlich aus Ihrem Gedächtnis abrufen und dann jeweils an Ihre momentanen Bedürfnisse anpassen. Sollten Sie sich nicht ganz sicher sein, können Sie mit Ihren Unterlagen und quasi einem Auge im Buch üben, sodass Sie sich rundherum wohlfühlen können. Das ist beispielsweise sicher hilfreich bei den zwei Trancen, die der Gestaltung des Erlebens dienen (ab S. 102). Für Ihre Übungen können Sie sich jeweilig die entsprechende Trance kopieren und an Ihre Wünschen anpassen.

DIESE TRANCEN FINDEN SIE IM INTERNET

Als Alternative finden Sie einige der hier vorgestellten Trancen von mir eingesprochen als Audiodatei auf der Website zum Buch (siehe S. 4), weitere auf meiner Webseite www.ak-hypnose.de.

WANN ÜBT DIE FEUERWEHR?

Sie wissen es garantiert: natürlich, wenn es nicht brennt!

Während der Übungen dürfen Sie natürlich jederzeit spicken, indem Sie Ihre Unterlagen heranziehen und nachschauen, wenn Sie sich bezüglich des Ablaufs einer gewählten Technik nicht ganz sicher sind. Sie können auch die entsprechenden Seiten dieses Buches kopieren, wenn Sie die Trancen oder Übungen für unterschiedliche Situationen in Ihrem Leben nutzen wollen. So können Sie jeweilig Änderungen oder Anmerkungen, die auf die jeweilige Herausforderung abgestimmt sind, auf dem Blatt notieren.

Wichtig ist, dass Sie die Trance-Übungen oder die Selbsthypnose regelmäßig und im wachem Zustand üben, damit diese neuen Netzwerke in Ihrem Gehirn sprießen, wachsen und kraftvoll werden können. Nehmen Sie sich nur so viel vor, wie Sie bequem schaffen können. Üben Sie in kleinen Schritten, damit Sie sofort Erfolgserlebnisse haben und die jeweilige Trance in Ihren Alltag integrieren können. Weniger ist dabei mehr und verspricht in der Regel auf Dauer ein besseres Durchhalten!

Hilfreich ist es für uns, Übungen regelmäßig und damit quasi als Ritual durchzuführen, denn erstens denken wir dann überhaupt daran und benötigen zweitens nur sehr wenig Energie, da wir keine aktive Entscheidung dafür treffen müssen, dass wir uns diese Übung für unser Wohlbefinden gönnen. Womöglich möchten Sie diese Zeit als einen Termin mit sich selbst in Ihren Kalender eintragen?

Je öfter Sie üben und je häufiger Sie Ihre Ressourcen aktivieren, desto weniger Zeit werden Sie dafür benötigen. Nach einer gewissen Zeit müssen Sie beispielsweise nur an Ihren sogenannten inneren sicheren Ort denken – und schon haben Sie alle positiven Empfindungen und Körperwahrnehmungen aktiviert, die dazugehören.

So, wie Sie Ihre Blumen gießen, damit sie gedeihen, ist es ebenso hilfreich, die Netzwerke für Sicherheit und Wohlbefinden in Ihrem Gehirn regelmäßig zu pflegen, sie dosiert zu gießen und zu düngen, damit auch sie zu Ihrer eigenen Freude aufblühen können.

WIE NUTZE ICH ABLENKUNGEN IN DER TRANCE?

Grundsätzlich ist es wichtig, die Übungen in einer ruhigen Umgebung durchzuführen, in der Sie auch möglichst nicht durch andere Personen, Haustiere oder Anrufe gestört werden.

Die sogenannte Utilisierung oder Nutzung von Gedanken und Geräuschen, die natürlicherweise während der Trance auftauchen, ist eine Methode, die Ihnen während der Übung hilft, fokussiert zu bleiben. Ebenso können Sie diese Technik in jedweder Situation in Ihrem Leben einsetzen, in der Sie sich durch etwas gestört fühlen. Somit werden Sie Ihr Wohlbefinden in vielen Situationen steigern. Wie Eckart von Hirschhausen so schön sagte: »Ärger, den man nicht gehabt hat, hat man nicht gehabt.«

Gedanken, Gefühle oder Körperempfindungen in der Trance

Erst einmal zur Beruhigung: Gedanken, Gefühle oder Körperempfindungen in der Meditation oder in der Selbsthypnose sind absolut normal. Jeder hat sie! Wenn Sie sich gegen Ihre Körperempfindungen, Gedanken oder Gefühle wehren, stecken Sie Energie hinein, und sie werden dadurch in der Regel stärker. Wenn Sie das vermeiden möchten, können Sie sich erlauben, einfach alles, was auftaucht, beobachtend wahrzunehmen, es anzunehmen und einfach wieder loszulassen. Es ist, als würde man Wolken am Himmel betrachten, die auftauchen und einfach vorbeiziehen. In dieser Haltung wird sich alles wieder auflösen, bis das Nächste kommt. Und auch diese neue Wahrnehmung lassen Sie einfach vorbeiziehen. Und sollte etwas bleiben, dann nehmen Sie das wahr und lassen es auch einfach los.

Sie können es auch in dem Sinne nutzen, dass Sie sich beispielsweise sagen »Jeder Gedanke vertieft die Ruhe« oder »Jede Körperempfindung vertieft die Trance«. Auf diese Weise nutzen Sie Ihre Gedanken auf eine gewinnbringende Art.

Geräusche während der Trance

Mit derselben Strategie können Sie auch mit Geräuschen in Ihrer Umgebung umgehen, statt sich auf Sie zu fokussieren.

Hilfreich ist es, die Geräusche wahrzunehmen, sie anzunehmen und gleich wieder loszulassen. Ein hilfreicher Satz könnte sein: »Jedes Geräusch bringt mich tiefer und tiefer in die Entspannung.«

Starten und Bremsen in der Trance

In diesem Kapitel möchte ich Ihnen zum einen den Rückweg aus der Trance und zum anderen zwei Trance-Techniken vorstellen. Es handelt sich dabei eine Atem-Trance und um eine Trance zur Erdung, die als Einstieg in die Trance nutzbar sind und gleichzeitig für sich alleine durchgeführt auch einfach nur der Stabilisierung dienen können.

DER RÜCKWEG AUS DER TRANCE

Wenn ich Autofahren lerne, ist natürlich das Gasgeben das, was Spaß macht. Das Bremsen zu lernen ist allerdings bekannterweise das Wichtigere.

Deshalb befassen wir uns auch vor der ersten Trance mit dem Ausstieg aus dem entspannten Zustand zurück in die Alltagswelt.

Das Einfachste ist, von 1 bis 10 zu zählen und sich selbst vor dem Beginn des Zählens innerlich zu sagen:

> Ich zähle von 1 bis 10, und bei »10« bin ich wieder ganz wach und fit, mein Kreislauf ist stabil, und ich bin mit meiner Aufmerksamkeit wieder ganz im Hier und Jetzt ...
> 1 ... 2 ... 3 ... 4 ... 5 ... 6 ... 7 ... 8 ... 9 ... 10 ...

Erst dann öffne ich meine Augen und recke und strecke mich, um wieder ganz anzukommen.

Hier ist ein Beispiel, wie man es ausführlicher formulieren könnte.

... und lenke nun die Aufmerksamkeit auf deinen Atem ... ... auf dein Einatmen ... ... um dich in aller Ruhe ... und mit all der Zeit, die du brauchst, von deinem Atem in diesen Raum zurückbegleiten zu lassen ...
... und ich zähle gleich von 1 bis 10, und bei 10 bist du wieder ganz wach und fit und bist mit deiner Aufmerksamkeit wieder ganz hier ...
1 ... 2 ... du spürst den Stuhl, auf dem du sitzt, ... 3 ... atme tief ein ... 4 ... 5 ... 6 ... 7 ... und 8 ... und du spürst deinen Körper wieder mehr ... und 9 ... und du kannst dich bei 10 recken und strecken ... und 10 und recke und strecke dich, dass der Kreislauf wieder in Schwung kommt ... und du wieder ganz wach und hier bist ...
... nun kehre mit deiner Aufmerksamkeit bewusst in diesen Raum zurück und nimm ihn mit allen Sinnen wahr ... und wenn du die Augen wieder öffnest, fühlst du dich frisch und wach ...

IHR ATEM IST EIN MEISTER IN SACHEN BERUHIGUNG

Diese kleine Atemübung können Sie für sich allein oder auch im Zusammenhang mit Trance-Übungen bzw. Selbsthypnose nutzen oder auch als Achtsamkeitsmeditation einsetzen (»Die Meditation nach den Atemtechniken«, S. 185). Auch bei Ängsten oder hoher Anspannung ist es immer hilfreich, auf den Atem zu fokussieren und dadurch eine Selbstberuhigungsmethode an der Hand zu haben, die an jedem Ort und zu jeder Zeit einsetzbar ist.

Sie können sie im Sitzen oder auch im Liegen durchführen. Wichtig ist, dass Sie sich Zeit lassen und Ihren Atem in aller Ruhe beobachten. Diese Trance dauert ca. 7 Minuten. Im folgenden Text finden Sie einen Vorschlag für einen möglichen Ablauf.

Trance-Anleitung zu »Ihr Atem ist ein Meister in Sachen Beruhigung«

Ich bitte dich, eine für dich angenehme Körperhaltung einzunehmen ...
... ...
Vielleicht möchtest du die Augen schließen und dir einen Moment Zeit nehmen, um die Aufmerksamkeit nach innen zu richten ... Vielleicht

möchtest du auch die Augen offenlassen und einfach einen Punkt vor dir fixieren ... Genau so, wie es für dich jetzt richtig ist ...
Nimm es einfach genau so wahr, wie es gerade ist ... und so, wie es ist, ... ist es genau richtig ...
Vielleicht kannst du spüren, dass deine Füße Kontakt mit einer Oberfläche haben ... oder dass dein Körper Kontakt mit der Fläche hat, auf der er liegt oder sitzt, ... einen guten Kontakt ... ... ganz sicher und geschützt im Kontakt ... Nimm dir etwas Zeit, diesen sicheren Kontakt zu spüren ...
... ...
Nun kannst du deine Aufmerksamkeit auf deinen Atem lenken ...
Einfach mal in Ruhe und Sicherheit den Atem spüren ... spüren, wie er einströmt ... und wieder ausströmt ... ganz im eigenen Rhythmus ... und genau so, wie dein Atem fließt, fließt er genau richtig. Vielleicht etwas schneller oder auch etwas langsamer ...
Nimm einfach wahr, dass dein Körper atmet ... ... und dass sich dabei dein Brustkorb sanft bewegt ... spüre, wie sich der Brustkorb beim Einatmen hebt ... und beim Ausatmen wieder senkt ... ...
Und wie du vielleicht deinen Atem bis in den Bauch spürst ... und sich womöglich auch die Bauchdecke beim Einatmen hebt ... und beim Ausatmen wieder senkt ...
In aller Ruhe ... ganz in deinem Rhythmus ... ...
... und wenn du ganz genau hinspürst, kannst du womöglich wahrnehmen, dass sich auch deine Nasenflügel bewegen ... beim Einatmen ... und beim Ausatmen ... ...
... nimm all diese Bewegungen deines Körpers beim Einatmen ... und beim Ausatmen in aller Ruhe und Sicherheit wahr ... ganz geschützt und ... geborgen in deinem Atem ... ...
... und erlaube dir, diese kleinen Bewegungen deines Körpers einfach einen Moment lang nur wahrzunehmen ... ...
Spüre in aller Ruhe und Geborgenheit ... den Rhythmus deines Atems ... in deinem Körper ... ...
Und nun beginne, dich langsam wieder im Hier und Jetzt zu orientieren. Nimm dir all die Zeit, die du brauchst, ... und wenn du so weit bist, öffne deine Augen und komme mit deiner Aufmerksamkeit hierher zurück ... ...

ERDEN UND VERWURZELN SIE SICH!

Hierbei handelt es sich um eine einfache Trance-Technik, die Sie am Besten im Sitzen durchführen, weil Sie den Boden spüren sollten, wenn Sie sich mit Ihren Füßen erden und verwurzeln. Die Trance dauert ca. 12 Minuten.

Insbesondere bei Unsicherheit oder Ängsten, aber auch bei Energielosigkeit oder Unruhe ist diese Trance sehr hilfreich. Haben Sie in Ihrem Leben traumatische Erfahrungen gemacht, kann die Verwurzelung sehr stabilisierend wirken. Wie alle anderen Trancen in diesem Buch können Sie sie nach Ihren Wünschen verändern.

Sollten Sie die vorherigen Trance-Induktionen noch nicht gelesen haben, können Sie die soeben beschriebene Atemtechnik (S. 81) als Einleitung für diese Trance nutzen. Ebenso können Sie eine der beschriebenen Trance-Eingänge (ab S. 70) und den Trance-Ausgang (S. 80) erproben.

Trance-Anleitung zu »Erden und verwurzeln«

Ich möchte dich bitten, eine für dich angenehme Körperhaltung im Sitzen einzunehmen … … …

Vielleicht möchtest du die Augen schließen und dir einen Moment lang die Zeit nehmen, um die Aufmerksamkeit nach innen zu richten … …Vielleicht möchtest du auch die Augen offenlassen und einfach einen Punkt vor dir fixieren … … Genau so, wie es für dich richtig ist … Nimm es einfach genau so wahr, wie es gerade ist … … und so, wie es ist, ist es genau richtig …

Und nun möchte ich dich einladen, deine Aufmerksamkeit auf deine beiden Füße zu lenken, auf den rechten Fuß … und auf den linken Fuß … auf die Fußrücken … … die Seiten der Füße … … und auf die Fußsohlen … … auf die zehn Zehen, der beiden Füße … … die Füße, die dich treu und sicher durchs Leben tragen … Erlaube dir, sie wahrzunehmen und … sie zu spüren … und dich vielleicht sogar bei ihnen zu bedanken … … …

Und nun spüre den Kontakt des rechten und des linken Fußes mit dem Boden … … …

… und während ein Teil von dir sich vielleicht etwas entspannen kann und meinen Worten folgt, kann ein anderer Teil aufmerksam bleiben und gut auf dich aufpassen … … … und du kannst so tief in die Trance gehen, wie es hier und heute gut für dich ist … mit all dem Schutz, den du brauchst …

... und vielleicht möchtest du nun Kontakt mit dem Boden, auf dem deine Füße stehen, und dadurch Kontakt mit der Erde aufnehmen ... ... dir einfach erlauben, dich mit der Erde zu verbinden, ... mit der Erde, die uns trägt, ... mit der Erde, die uns Heimat gibt, ... und nährt ... alles, was wir brauchen, kommt aus und von der Erde ... ...

... und vielleicht möchtest du dir vorstellen, dass du dich über deine Füße mit der Erde verbinden kannst ... genau so, wie es gut ist für dich ... ... eine Verbindung zum Boden oder zur Erde ... Genau so, wie es für dich richtig ist ... ... und wann immer ich etwas sage, was für dich in diesem Moment nicht das Optimale ist, kannst du gut für dich sorgen, indem du diese Worte oder Sätze so veränderst, dass sie für dich stimmig sind.

Und wenn du dir die Wurzeln vorstellst, dann sind es vielleicht ganz tiefe Wurzeln, die genau so tief wachsen, wie es dein Unbewusstes möchte. Sodass du dich ganz stabil fühlen kannst, ... fest verwurzelt, ... sicher und geschützt, ... geborgen im Kontakt mit der Erde, die alle Wesen nährt und schützt ... ...

Vielleicht möchtest du dir zusätzlich nur Wurzeln vorstellen, die in die Breite gehen ... ... die sich ganz breit verwurzeln und vielleicht trotzdem in die Tiefe gehen. ... Spüre, welche Art von Wurzeln für dich genau richtig sind, und nimm dir all die Zeit, die du brauchst, um geborgen und geschützt mit der Erde verbunden zu sein ... ...

... Spüre die tiefe Verwurzelung vielleicht sogar bis in das Innere der Erde hinein, ... nimm dir die Zeit, dass sich die inneren Bilder und Empfindungen entwickeln können ... ... und du bist immer mehr und immer sicherer mit der Energie der Erde verbunden ... ...

Vielleicht möchtest du dir vorstellen, dass du mit dem Einatmen ... Ruhe und Entspannung aufnehmen kannst ... und mit dem Ausatmen ... alle Spannung über die Füße in die Erde abfließen lässt ... ...

Ganz in deinem Rhythmus ... wie die Wellen am Strand ... auf ... und ... ab ... ganz in deinem Rhythmus ... auf ... und ... ab ... in aller Ruhe ... immer mehr Entspannung einatmen und dir erlauben, sie zu genießen ... und ausatmend alle Spannung abgeben ... ... ganz in deinem Rhythmus ... ...

Und vielleicht möchtest du dir auch vorstellen, dass du mit deinen Füßen

… heilende Energie … über die Wurzeln aus der Erde aufnimmst … … … und dich dabei ganz tief verbindest … Genau so, wie es gut und angenehm ist für dich … ganz in deinem Rhythmus … … in aller Ruhe und im tiefen Vertrauen, dass dein Unbewusstes genau weiß, was für dich richtig ist … … und alles kann über die Füße abfließen, was gut ist abzufließen … … …

… … …

… und vielleicht möchtest du dich innerlich bedanken für deine Erfahrung, … und bedanken bei der Erde, die dich trägt, … dich bedanken für all das, was du da bekommen hast … und nutzen darfst in deinem Leben … … …

… … … …

… und nun … lenke deine Aufmerksamkeit wieder auf deinen Atem … … auf dein Einatmen … atme tief ein … um dich in aller Ruhe … und mit all der Zeit, die du brauchst, von deinem Atem in diesen Raum zurückbegleiten zu lassen …… Und ich zähle gleich von 1 bis 5, und bei 5 bist du wieder ganz wach und fit und bist mit deiner Aufmerksamkeit wieder ganz hier … 1 … und 2 … spüre den Stuhl, auf dem du sitzt, … 3 atme tief ein … 4 und du kannst dich bei 5 recken und strecken … und 5 und recke und strecke dich, dass dein Kreislauf wieder in Schwung kommt … und du wieder ganz wach hier bist …

… und komme nun in aller Ruhe mit deiner Aufmerksamkeit wieder hierher in diesen Raum zurück, indem du den Kontakt deines Körpers zum Stuhl und den Kontakt deiner Füße zum Boden spürst … und nimm alles mit deiner ganzen Aufmerksamkeit wahr … und wenn du die Augen wieder öffnest, bist du frisch und wach …

Die Selbsthypnose zur Beruhigung und Stabilisierung

In diesem Kapitel möchte ich Ihnen den sogenannten »inneren sicheren Ort« und die »innere Kraft« als klassische Selbsthypnose-Techniken vorstellen.[26] Diese Techniken dienen der Stabilisierung im Alltag und dem Zweck, sich schlichtweg rundherum besser zu fühlen sowie in bestimmten Situationen die Fähigkeit zu entwickeln, Sicherheit, Schutz und Kraft zu empfinden, was für verschiedenste psychische sowie körperliche Symptome und Zustände hilfreich ist. Zudem sind sie eine gute und sichere Basis für die Hypnosetechniken zur Gestaltung des Erlebens. Ich möchte Sie also ermuntern, diese wunderbaren Welten in Ihrem eigenen Inneren zu entdecken, sie zu gestalten und für Ihr Wohlbefinden zu benutzen.

DER »INNERE SICHERE ORT« IN IHREM INNEREN ERLEBEN

Der sogenannte »innere sichere Ort« ist eine bildliche Vorstellung eines »Ortes« bzw. Bereichs in Ihrem Inneren, wo Sie ganz sicher, geborgen und geschützt sind und sich wirklich wohlfühlen können. Sie können ihn in der Trance entdecken oder entwickeln – mit all der Zeit, die Sie dafür benötigen. Es darf sich anfühlen wie ein kleiner Kurzurlaub, den Sie jederzeit und zwischendurch genießen dürfen.

Es kann ein Ort aus der Realität, aus der Gegenwart, der Vergangenheit, ein Ort aus der Fantasie oder eine Mischung aus alledem sein. Es kann sich auch um einen Ort in Ihrem Körper handeln: Trotz ihrer geringen Größe bieten sogar ein Ohrläppchen oder ein Zehennagel ausreichend Raum für einen inneren sicheren Ort! Falls ein sicherer Ort im Moment noch gar nicht vorstellbar ist, kann man auch erst mal einen neutralen Ort finden.

Wenn Sie Ihren sicheren Ort gefunden haben, können Sie einen Schutz drumherum aufbauen und ihn mit allen Sinnen erfahren. Gestalten Sie ihn genau nach Ihren Wünschen. Sie können ihn auch für alle folgenden Trancen nutzen.

Wenn Sie diesen Ort aufsuchen, beruhigt das Ihr vegetatives Nervensystem, und Sie werden tendenziell entspannter. Diese Technik wird auch in der Traumatherapie genutzt und hilft ganz allgemein, die innere Stabilität zu vergrößern. Sie kann bei jeglicher Symptomatik eingesetzt werden, bei denen Sicherheit und Stabilität wünschenswert sind.

Wenn Sie Ihren inneren sicheren Ort täglich oder regelmäßig besuchen, werden Sie bemerken, dass Sie höchstwahrscheinlich insgesamt ruhiger werden und vielleicht sogar nur noch daran denken müssen, um die Entspannung und Sicherheit dieses Ortes zu erfahren. Somit können Sie den Schutz, die Sicherheit und Geborgenheit Ihres inneren sicheren Ortes zu jedem Zeitpunkt in Ihrem Alltag integrieren und dort nutzen.

Der Ablauf der Selbsthypnose »Innerer sicherer Ort«

Im Folgenden möchte ich Ihnen illustrieren, wie Sie Ihren inneren sicheren Ort finden und Sie mit den noch fehlenden Elementen bekannt machen. Zudem finden Sie die entsprechenden Trance-Anleitungen für die einzelnen Module zum Üben, damit Ihnen die Elemente nach und nach vertraut werden.

Sollten Sie diese Trance nur aufnehmen und das Üben der Module überspringen wollen, finden Sie ein Beispiel dazu auf der Website zum Buch (siehe S. 4).

Die Bausteine der Selbsthypnose »Innerer sicherer Ort«

Hier finden Sie die einzelnen Bausteine der Selbsthypnose »Innerer sicherer Ort« mit den entsprechenden Seitenzahlen, sodass Sie sich gut orientieren können:

- Der Einstieg in die Trance über eine Trance-Induktion (S. 87)
- Die Vertiefung der Trance über eine Treppe (S. 87)
- Das Finden des eigenen inneren sicheren Ortes (S. 89)
- Einen Schutz um den inneren sicheren Ort aufbauen (S. 91)
- Die Gestaltung des inneren sicheren Ortes (S. 92)
- Die Verankerung des inneren sicheren Ortes (S. 93)
- Das Verlassen des inneren sicheren Ortes und Ausstieg aus der Trance (S. 95)
- Die Intensivierung des inneren sicheren Ortes (S. 97)

Der Einstieg in die Trance über eine Trance-Induktion

Als Trance-Induktion können Sie jede der ab Seite 70 und ab Seite 81 beschriebenen Techniken wählen.

Die Vertiefung der Trance über eine Treppe

Zur Vertiefung der durch die Induktion eingeleiteten Trance ist es in der klassischen Hypnose üblich, die imaginierten Stufen einer selbst gewählten Treppe zu nutzen. Sie können sie mit anderen Selbsthypnosemodulen, die hier vorgestellt werden, kombinieren.

Hierbei suchen und finden Sie in der Trance eine Treppe, die für Sie sicher und angenehm ist. Sie kann Ihnen bereits bekannt sein, oder Sie können auch aus dem Reichtum Ihrer Fantasie schöpfen, um eine entsprechende Treppe zu finden. Klassischerweise führt diese Treppe hinunter – äquivalent dazu, dass man tief in die Trance hinuntergeht. Hier können Sie es genauso machen, wie es für Sie angenehm ist: Ihre Treppe können Sie hinuntergehen oder auch Stufen hinaufgehen oder womöglich wählen Sie flache »Stufen« wie beispielsweise Planken in den Dünen am Meer. Diese Treppe kann sich in einem angenehmen Gebäude befinden oder draußen, womöglich in einem Garten, am Meer oder auch in den Bergen. Diese Treppe steigt man dann hinauf, hinunter oder geht ebenerdig. Wir legen fest, dass man 20 Stufen ruhig und langsam von 20 bis 1 runterzählt und dabei diese Stufen geht. Bei der untersten Stufe erreicht man dann den Platz, an dem man seinen eigenen inneren sicheren Ort gestalten kann. Wenn man etwas erfahrener oder ungeduldig ist, ist es auch möglich, nur 10 Stufen zu zählen.

Beim ersten Üben dieser Trance können Sie sie mit der Trance-Anleitung zu »Ihr Atem ist ein Meister in Sachen Beruhigung« (S. 81) sowie »Der Rückweg aus der Trance« (S. 80) kombinieren. Die Dauer der gesamten Trance beträgt dann ca. 16 Minuten, die Trance der Treppe allein ca. 7 Minuten.

Trance-Anleitung zum Modul »Die Treppe«

... und jetzt möchte ich dich einladen, eine Treppe zu finden, ... eine Treppe, die hell und freundlich ... und angenehm ist ... eine Treppe, die rauf ... oder runter führt ... oder auch einfach nur flach ist ... ... so wie Planken am Meer ... ... oder in einem Garten ... ... eine Treppe ganz sicher ... und angenehm ... ... eine Treppe aus deinem Leben ... ... aus einem Urlaub ... ... oder an einem schönen Ort ... ... in einem Gebäude ... ... vielleicht zu Hause ... ... eine Treppe, die sich an einem See ... ... oder am Meer befindet, ... in einem Garten womöglich ... oder vielleicht sogar in den Bergen ... ... irgendwo, wo du dich wohl ... und sicher fühlst ... ... oder ... vielleicht ist es eine Treppe aus deiner Fantasie ... ... aus einem Film ... ... oder eine Mischung aus alledem ... ... nimm dir all die Zeit, die du brauchst, eine Treppe zu finden, die für dich genau richtig ist ... ...

Du kannst sie betrachten, ... schauen, aus welchem Material sie gebaut ist, ... vielleicht möchtest du sie sogar berühren, ... um zu spüren, wie sie sich anfühlt ... ...

... und wenn du so weit bist, kannst du beginnen, diese Treppe zu steigen ... genau so, wie sie gebaut ist ... ... Und du beginnst bei der 20. Stufe ... locker und leicht ... gehst du zur 19. Stufe ... ganz entspannt ... und dann zur 18 ... ... gehst ganz gelassen auf die 17. ... gleich schon auf die 16. ... die 15. ... und jedes Ausatmen bewirkt mehr Ruhe ... gehst auf die 14. ... immer mehr in die Ruhe, ... und je weiter du gehst, desto tiefer kannst du in die Trance gleiten ... auf die 13. ... und locker und entspannt auf die 12. ... und du gehst so tief in die Trance, wie es hier und heute für dich genau richtig ist ...

Gehst jetzt auf die 11. ... dann auf die 10. ... und während vielleicht eine Seite von dir tief in die Trance geht, kann eine andere Seite gut auf dich aufpassen, sodass sich dein Körper in dieser Zeit wirklich tief entspannen ... und loslassen ... und regenerieren kann ... ... genau so, wie es für dich hier und heute richtig ist ... ... und dann gehst du auf die 9. Stufe ... gleich schon auf die 8. ... und beim Einatmen kannst du immer mehr Ruhe und Sicherheit gewinnen ... gehst auf die 7. Stufe ... und beim Ausatmen gehst du immer tiefer in die Trance ... gehst auf die 6. Stufe ... locker und leicht auf die 5., gleich schon auf die 4. ... entspannt auf die 3. ... ... Und du kannst alles loslassen, was gut ist für dich loszulassen ... immer tiefer in die Trance auf die 2. ... und gehst jetzt auf die 1. Stufe ......

Das Finden des eigenen inneren sicheren Ortes

Als Nächstes geht es darum, den eigenen sicheren Ort im Inneren zu finden. Je nach persönlichen Vorlieben und Möglichkeiten sind dafür als Vorlage äußere und innere Räume oder auch der eigene Körper geeignet.

Wenn Sie es üben möchten, nutzen Sie beispielsweise zuerst die Trance-Induktion Trance-Anleitung zu »Ihr Atem ist ein Meister in Sachen Beruhigung« (S. 81) und die »Treppe«, wie es im vorherigen Kapitel beschrieben ist.

Wenn Sie bei der untersten Stufe der Treppe angekommen sind, können Sie beginnen, Ihren inneren sicheren Ort zu finden, um sich danach mit dem Rückweg aus der Trance (S. 80) zurück zu orientieren.

Die Dauer für diese Kombination beträgt insgesamt ca. 20 Minuten, das Finden des inneren sicheren Ortes allein etwa ca. 4 Minuten.

Sie können die Anleitung in dieser Reihenfolge aufnehmen oder mit der Zeit auch probieren, sie sich einzuprägen und die Trance aus dem Gedächtnis zu gestalten. Der Vorteil ist, dass Sie nun die Trance-Texte nach Ihren Vorlieben und Erfahrungen für Sie passend abändern können.

Trance-Anleitung zum Modul »Finden des inneren sicheren Ortes«

Und nun möchte ich dich einladen, deinen inneren sicheren Ort zu entdecken, den Ort, in deinem Inneren, an dem du sicher bist, geborgen ... und geschützt ...

... Das kann ein Ort sein aus deinem wirklichen Leben ... vielleicht ist es ein Platz in einem Garten ... ... oder irgendwo anders in der Natur, wo du dich sicher und geschützt fühlst ... ... vielleicht an einem See ... ... oder am Meer ... ... vielleicht liegt er in den Bergen ... ... in einem Tal mit einem schönem Ausblick ... ... oder vielleicht eher weiter oben ... ... vielleicht ist es auch in einem Gebäude, in dem du dich wirklich wohl, sicher und ... geschützt fühlst ... ... nimm dir all die Zeit, die du brauchst, einen Ort zu finden, an dem du dich ganz sicher, geschützt und geborgen fühlst ... ...

... und vielleicht möchtest du lieber einen Ort in deinem Körper finden ... ... spüre nach, wo in deinem Körper du dich sicher fühlst ... und geborgen ... und geschützt fühlen kannst ... ... vielleicht ist dieser sichere Ort im Bauchraum ... ... oder im Herzen ... ... oder in einem deiner Ohrläppchen ... oder vielleicht in einem deiner Zehen ... ... Erlaube dir, dir Zeit zu nehmen und einfach nachzuspüren ... ... einen sicheren und geschützten Ort in deinem Inneren zu finden ... ...

Und falls du einen sicheren Ort im Moment noch nicht findest ... dann erlaube dir, einen neutralen Ort zu suchen und zu finden ... ... erst mal einen neutralen Ort zu finden und dich darüber zu freuen ... ... nimm dir einfach all die Zeit, die du brauchst, diesen Raum in dir zu finden, an dem du so sicher bist ... geborgen ... und geschützt ... jetzt ... und in der Zukunft ... ...

Einen Schutz um den inneren sicheren Ort aufbauen

Wie in der Einleitung des Kapitels »Innerer sicherer Ort« bereits beschrieben können Sie Ihren inneren sicheren Ort noch einmal ganz besonders auf folgende Weise schützen. Überprüfen Sie, ob so ein Schutz für Sie hilfreich wäre und wenn ja, in welcher Form. Sie bauen die Trance genauso auf wie im vorherigen Kapitel und integrieren den Schutz, wenn Sie an Ihrem inneren sicheren Ort angekommen sind.

Die Dauer beträgt dann insgesamt 23 Minuten.

Trance-Anleitung zum Modul »Schutz um den inneren sicheren Ort installieren«

… und nun kannst du als Nächstes überprüfen, ob du einen Schutz um deinen inneren sicheren Ort aufbauen möchtest, sodass nur das hineinkommen kann, was du dort haben möchtest … … Dieser Schutz kann aus einer kleinen oder großen Mauer … … oder einem Wassergraben … wie bei einer Ritterburg bestehen … … es kann eine kleine … oder große Hecke sein, … vielleicht sogar eine Rosenhecke, die schön duftet … … vielleicht ist es auch ein Zaun, … klein … oder groß, … … oder ein Energiefeld, das deinen inneren sicheren Ort schützend umhüllt … … oder ein Laserfeld … … womöglich eine dicke Panzerglaswand … … vielleicht ist es sogar eine Kuppel, die hoch in den Himmel ragt, … … oder eine riesengroße Kugel, die vom Himmel über die Erde alles umfasst und alles schützt … … … vielleicht ist es alles zusammen … … oder etwas ganz anderes … …

… … … …

baue deinen Schutz genau so, wie es für dich und … deine inneren Seiten richtig ist … … … … und nimm dir all die Zeit dafür, die du benötigst … …

… … … …

Das magische Schutzschild

Diese soeben beschriebene Technik können Sie auch ohne den inneren sicheren Ort einsetzen, in dem Sie diese Schutz-Trance nutzen, um ein magisches Schutzschild um Ihre Person zu imaginieren und zu installieren. Stellen Sie sich, wie oben beschrieben, ein Schutzschild oder einen Schutzkreis aus beliebigem Material vor, sodass Sie sich in herausfordernden Situationen sicherer und geschützter fühlen können. Wenn Sie den Schutzkreis imaginiert haben, können Sie dafür auch einen Anker (s. S. 93) verwenden und auf diese Art und Weise das magische Schutzschild im jeweils gewünschten Kontext in Ihrem Leben aktivieren.

Sie können diese Trance mit (s. S. 97) oder ohne den sicheren Ort durchführen. Zum Einstieg in die Trance können Sie beispielsweise eine Technik aus dem Kapitel »Drei Trance-Induktionen mit dreifacher Funktion« (S. 70) wählen oder eine Einleitung nutzen, die Ihnen schon vertraut ist. Als Ausstieg aus der Trance wäre der »Der Rückweg aus der Trance« (S. 80) geeignet oder ein anderer, Ihnen bekannter Ausstieg.

Beispiel für eine mögliche Kombination:

- Trance-Induktion: Trance-Anleitung zu »Ihr Atem ist ein Meister in Sachen Beruhigung« (S. 82)
- Trance: »Das magische Schutzschild« (S. 91)
- Ausstieg: »Der Rückweg aus der Trance« (S. 80)

Die Dauer für diese Kombination beträgt insgesamt ca. 20 Minuten, die Dauer der Schutzschild-Trance ca. 3 Minuten.

Die Gestaltung des inneren sicheren Ortes

Sie können Ihren inneren sicheren Ort genau so gestalten, wie es Ihnen angenehm ist. Im Folgenden finden Sie Formulierungsvorschläge für eine solche Gestaltung.

Zum Üben können Sie folgende Kombination nutzen:

- Trance-Induktion: Trance-Anleitung zu »Ihr Atem ist ein Meister in Sachen Beruhigung« (S. 81)
- Trance-Anleitung zum Modul »Die Treppe« (S. 88)
- Trance-Anleitung zum Modul »Finden des inneren sicheren Ortes« (S. 90)
- Trance-Anleitung zum Modul »Schutz um den inneren sicheren Ort installieren« (S. 91)
- neues Modul: Trance-Anleitung zum Modul »Gestaltung des inneren sicheren Ortes« (S. 93)
- Ausstieg: »Der Rückweg aus der Trance« (S. 80), um sich zurück zu orientieren

Die Dauer für diese Kombination beträgt insgesamt ca. 28 Minuten, die Dauer der Gestaltung ca. 5 Minuten.

Trance-Anleitung zum Modul »Gestaltung des inneren sicheren Ortes«

Nun möchte ich dich einladen, deinen inneren sicheren Ort so zu gestalten, dass du dich dort mit allen Sinnen … absolut wohlfühlst … … sicher fühlst … Als Erstes kannst du dich umschauen, ob all das, was du siehst, angenehm für dich und deine Augen ist. … … … … Du kannst alles so verändern, dass es für dich und deine Augen genau richtig ist … … … du kannst alle Farben und alle Formen so verändern, wie du es magst … … …
Nimm dir dafür all die Zeit, die du brauchst. … … … … … …
Nun kannst du auf die Geräusche oder auf die Stille achten … … … du kannst alles so verändern, dass es für dich und deine Ohren genau richtig ist … …
… und nimm dir auch hier all die Zeit, die du brauchst. … … … … … …
Jetzt spüre nach, wie sich dein Körper anfühlt … … … … ob du dich frei bewegen kannst … … … ob die Temperatur stimmt … ob es warm … oder kühl genug ist … du kannst alles so gestalten, dass es für dich und deinen Körper genau richtig ist. … …
… und nimm dir auch hier all die Zeit, die du brauchst. … … … … … …
Jetzt kannst du noch den Geruch überprüfen … … einfach mal wahrnehmen, was du an deinem inneren sicheren Ort riechst … … und kannst den Geruch so verändern, dass alles, was du riechst, dir und deiner Nase wirklich guttut … … vielleicht integrierst du deinen Lieblingsduft an diesen Ort … oder verschiedene Düfte, an verschiedenen Stellen deines Ortes … … … genau so, wie es für dich richtig ist, und nimm dir auch hier all die Zeit, die du brauchst, … … um es so zu gestalten, dass du dich an deinem inneren sicheren Ort absolut wohlfühlst … … und sicher fühlst … … …
… und während du dich dort wohlfühlst, kann etwas Neues entstehen … in dir … zu deinem Wohle … in Richtung Zukunft … … …

Die Verankerung des inneren sicheren Ortes

Damit Sie das zum inneren sicheren Ort gehörige gute Gefühl in Alltagssituationen leichter und schneller abrufen können, gibt es die Möglichkeit, einen sogenannten körperlichen Anker mit dem inneren sicheren Ort zu verbinden. Dabei machen Sie eine kleine Geste und imaginieren gleichzeitig Ihren inneren sicheren Ort. Wenn Sie sich nun an das Heppsche Gesetz erinnern, wissen

Sie, dass sich die Netzwerke in Ihrem Gehirn, die gleichzeitig feuern, miteinander verbinden und daraufhin vermehrt miteinander feuern (s. auch S. 22). Das hat zur Folge, dass Sie in der Zukunft, wann immer Sie die kleine Geste durchführen, die Empfindungen und Gefühle Ihres inneren sicheren Ortes aktivieren und sich somit immer häufiger geschützt und sicher fühlen können.

Wenn Sie die Verankerung üben möchten, können Sie nochmals die oben beschriebene Kombination nutzen:

- Trance-Anleitung zu »Ihr Atem ist ein Meister in Sachen Beruhigung« (S. 81)
- Trance-Anleitung zum Modul »Die Treppe« (S. 88)
- Trance-Anleitung zum Modul »Finden des inneren sicheren Ortes« (S. 90)
- Trance-Anleitung zum Modul »Schutz um den inneren sicheren Ort installieren« (S. 91)
- Trance-Anleitung zum Modul »Gestaltung des inneren sicheren Ortes« (S. 93)
- neues Modul: Trance-Anleitung zum Modul »Verankerung des inneren sicheren Ortes« (S. 94)
- Ausstieg: »Der Rückweg aus der Trance« (S. 80), um sich zurück zu orientieren

Die Dauer für diese Kombination beträgt insgesamt ca. 33 Minuten, die Dauer der Verankerung ca. 5 Minuten.

Trance-Anleitung zum Modul »Verankerung des inneren sicheren Ortes«

… und wenn du möchtest, kannst du mit dir selbst eine kleine Geste vereinbaren … sei sie auch noch so klein, sodass niemand außer dir sie wahrnehmen kann … vielleicht möchtest du einen Kreis mit Daumen und Zeigefinger bilden … … oder eine Faust machen … … oder die Finger verschränken … oder … … etwas ganz anderes tun, was genau zu dir passt … … … … …

… und nun spüre alles, was zu deinem inneren sicheren Ort gehört … … und dir guttut … … … und lasse all diese Wahrnehmungen, alles, was du siehst … … hörst … … spürst … riechst … … oder sonst wahrnimmst … … alle Empfindungen und Gefühle … … von Sicherheit, … Geborgenheit … und Schutz … … und was auch sonst noch immer dazugehört … … lässt du alles … in diese kleine Geste fließen … …

… … … und wiederhole dieses Zusammenfließenlassen noch zwei- bis dreimal … in aller Ruhe … … ganz in deinem eigenen Rhythmus … … …
… … sodass die Geste und dein innerer sicherer Ort mit all der Sicherheit, … dem Schutz, … der Geborgenheit … und dem Wohlfühlen … … und was auch immer noch dazugehört … … sich stärker und stärker verbinden dürfen … … …
… … … … … …
… und wann immer du diese Geste ausführst, … … kannst du mit deinem inneren sicheren Ort … und all seiner Sicherheit … und seinem Schutz in Kontakt gehen und alles spüren, was dir guttut, … … sodass du diesen Ort … immer und jederzeit bei dir hast und sicher und geschützt bist … in allen Situationen … … in deinem Leben … … … …
… und du kannst dir sicher sein, dass du diesen Schatz in deiner Zukunft immer nutzen kannst … Und wenn du es willst, kann dein innerer sicherer Ort dich von jetzt an immer begleiten, … … sodass du dich sicher und geborgen fühlen kannst … an jedem Ort … zu jeder Zeit … … …
… und wenn du möchtest, kannst du dich in der Zukunft sehen, wie du deinen inneren sicheren Ort mit all der Geborgenheit und dem Schutz aktivierst und für dein Glück nutzt … … …
… … … … …
…, weil du diesen Schatz jederzeit bei dir trägst … so, wie auch dein Herzschlag und dein Atem zu dir gehören … … … … …
… und vielleicht möchtest du dich innerlich bedanken für diesen Schatz, … für deinen inneren sicheren Ort, … den du nun in dir trägst, … und nutzen darfst in deinem Leben …
… … … …

Das Verlassen des inneren sicheren Ortes und Ausstieg aus der Trance

In der Regel verlassen Sie Ihren inneren sicheren Ort immer genau so, wie Sie ihn aufgesucht haben. In diesem Fall zählen Sie einfach von 1 bis 20 und kommen bei der Zahl 20 wieder in der äußeren Realität an. Wichtig ist hier, dass Sie sich selbst vor dem Zählen eine kleine Suggestion geben wie beispielsweise: »Ich zähle jetzt von 1 bis 20 und bei 20 bin ich hellwach und mein Kreislauf ist stabil.« Wenn Sie das einmal vergessen haben und es Ihnen nach dem Augenöffnen vielleicht schummrig ist oder Sie sich benommen fühlen sollten, schließen Sie einfach die Augen und sagen Sie sich diesen Satz, bevor Sie das Gehen der Stufen nochmals wiederholen.

Sollten Sie allerdings nach der Selbsthypnose direkt einschlafen wollen, dann zählen Sie natürlich gar nicht und schlafen gemütlich an Ihrem inneren sicheren Ort ein.

Wenn Sie die Verankerung üben möchten, können Sie nochmals die oben beschriebene Kombination nutzen:

- Trance-Anleitung zu »Ihr Atem ist ein Meister in Sachen Beruhigung« (S. 81)
- Trance-Anleitung zum Modul »Die Treppe« (S. 88)
- Trance-Anleitung zum Modul »Finden des inneren sicheren Ortes« (S. 90)
- Trance-Anleitung zum Modul »Schutz um den inneren sicheren Ort installieren« (S. 91)
- Trance-Anleitung zum Modul »Gestaltung des inneren sicheren Ortes« (S. 93)
- Trance-Anleitung zum Modul »Verankerung des inneren sicheren Ortes« (S. 94)
- neues Modul: Trance-Anleitung zum Modul »Ausstieg aus der Trance« (S. 96), um sich zurück zu orientieren

Die Dauer für diese Kombination beträgt insgesamt ca. 35 Minuten, die Dauer des Ausstiegs ca. 2 Minuten.

Trance-Anleitung zum Modul »Ausstieg aus der Trance«

… und ich zähle jetzt die Stufen wieder zurück von 1 bis 20, sodass du in aller Ruhe hierher zurückkommen kannst … und bei 20 bist du gut ausgeruht und hellwach und dein Kreislauf ist stabil … … und ich fange an bei der 1. Stufe … und du gehst entspannt auf die 2. Stufe … locker und leicht auf die 3. und die 4. … und du nimmst all die Sicherheit und den Schutz mit, indem du auf die 5. Stufe gehst … locker auf die 6. und die 7. … geborgen und geschützt auf die 8. … mit Leichtigkeit und Schwung auf die 9. … die 10. und die 11. … mit all der Zufriedenheit auf die 12. und 13. … und langsam hörst du meine Stimme wieder lauter und auch die Geräusche rundherum … und gehst auf die 14. und die 15. …

spürst deinen Körper wieder mehr ... gehst auf die 16. ... atmest tief ein ... und lässt dich langsam und sicher von deinem Atem wieder in diesen Raum zurückbegleiten ... gehst auf die 17. ... um dich langsam darauf einzustellen, dass du dich bei 20 kräftig reckst und streckst, ... gehst auf die 18. ... kommst immer weiter hierher zurück ... gehst auf die 19. ... ... und dann auf die 20. ... du bist wieder ganz fit und wach ... reckst dich und streckst dich ... öffnest in deinem Tempo die Augen und bist dann mit deiner Aufmerksamkeit wieder ganz hier in diesem Raum ...

Die Intensivierung des inneren sicheren Ortes

Wenn Sie die Selbsthypnose »Innerer sicherer Ort« einige Male geübt haben, können Sie zur Vertiefung die Technik »5–4–3–2–1« (S. 71) oder auch das sogenannte »3 zu 1« (S. 74) integrieren.

Handelt es sich bei Ihrem inneren sicheren Ort beispielsweise um einen Strand am Meer, dann begeben Sie sich auf Ihre Art und Weise dorthin.

An dem Strand benennen Sie dann innerlich die verschiedenen Aspekte Ihres Erlebens in dieser Situation abhängig von der gewählten Technik. Bei der »3 zu 1«-Methode könnte das folgendermaßen klingen: »Ich spüre den Sand unter meinen Füßen«, »Ich sehe die Palmen«, »Ich spüre den Wind« und als viertes gewünschtes Erleben »Ich bin sicher und geschützt«. Das können Sie dann nach Ihren Bedürfnissen wiederholen und gestalten.

Die Nutzung dieser beiden Methoden intensiviert Ihr Erleben an Ihrem inneren sicheren Ort. Ihr Gehirn kann dabei nicht unterscheiden, ob Sie wirklich dort sind oder es sich nur vorstellen. Die Netzwerke in diesen Bereichen werden aktiviert, und das allein löst positive Gefühle und Empfindungen aus.

Trance-Anleitung zur gesamten Selbsthypnose »Innerer sicherer Ort«

Die gesamte Anleitung zur Selbsthypnose »Innerer sicherer Ort« finden Sie im Online-Anhang auf der Website zum Buch (siehe S. 4) »an einem Stück«, sodass Sie die Trance im Gesamten ohne Unterbrechung aufnehmen können.

»DIE INNERE KRAFT« ALS ALLSEITS BEREITE RESSOURCE

Die sogenannte innere Kraft[27] wird beispielsweise sehr häufig als hilfreiche Ressource in der Traumatherapie verwendet. Egal, wie viel Schmerz und Hindernisse wir in unserem Leben bewältigt haben, wir haben es geschafft, bis heute zu überleben. Dafür ist diese Kraft in unserer Persönlichkeit, nämlich genau diese innere Kraft, zuständig. Sie ist grundsätzlich für jeden Menschen hilfreich, unterstützt aber natürlich auch bei allen psychischen oder körperlichen Symptomen. Ebenso ist es sehr gut, sie zur Unterstützung zu aktivieren und zu visualisieren, um beispielsweise Leistung, Motivation oder Selbstvertrauen sowie die Zuversicht in das eigene Handeln zu steigern.

Im folgenden Text finden Sie ein Skript, wie Sie Zugang zu Ihrer inneren Kraft finden, sie aktivieren und in der Zukunft bewusst einsetzen können.

Der Ablauf der Trance »Die innere Kraft«

Sollten Sie die Selbsthypnose »Innerer sicherer Ort« noch nicht in ihren Alltag integriert haben, können Sie die Trance der inneren Kraft beispielsweise folgendermaßen nutzen.

- Trance-Anleitung zu »Ihr Atem ist ein Meister in Sachen Beruhigung« (S. 81)
- neues Modul: Trance-Anleitung zur Selbsthypnose »Die innere Kraft« (S. 99) – in dieser Kombination müssen Sie die Verankerung in den Trancetext an einer für Sie passenden Stelle integrieren.
- Trance-Anleitung zum Modul »Verankerung des inneren sicheren Ortes« (S. 94); diese können Sie auch für die Verankerung der inneren Kraft nutzen

Die Dauer für diese Kombination beträgt insgesamt ca. 26 Minuten, die Trance der inneren Kraft ca. 14 Minuten.

Können Sie die Selbsthypnose »Innerer sicherer Ort« schon sicher anwenden, dann laden Sie Ihre innere Kraft einfach ein, an Ihren inneren sicheren Ort zu kommen.

Trance-Anleitung zur Selbsthypnose »Die innere Kraft«

Nun kannst du deine Aufmerksamkeit auf deinen Atem richten. Einfach einatmen ... und ausatmen ... ... und wieder ... ... einatmen ... ... und ... ausatmen ... ...

... und vielleicht bemerkst du, dass es einen kleinen Raum gibt ... einen kleinen Raum, ... zwischen dem Einatmen ... ... und dem Ausatmen ... ...

... vielleicht einen kleinen Raum der Stille ... ... zwischen dem Einatmen ...

... und dem Ausatmen ... ...

... und du kannst genießen, wie er sich anfühlt ... ...

... ... dieser Raum ... beim Einatmen ... und Ausatmen ... ...

... ... du kannst den Atem einfach strömen lassen ... ... zu all den Stellen, an denen es sich gut anfühlt, ... und dieses angenehme Gefühl genießen

... ... ein ... und ... aus ...

... ... ein ... und ... aus ...

... ... und nun möchte ich dich einladen, deiner inneren Kraft zu begegnen ... ... deine innere Kraft begleitet dich schon dein ganzes Leben ... ... Sie ist immer bei dir ... von Geburt an hat sie dich begleitet ... in allen Phasen deines Lebens ... und sie ist auch jetzt bei dir ... ... Auch wenn es dir vielleicht nicht bewusst ist oder nicht bewusst war ... ...

... wann immer du deine innere Kraft brauchst, wird sie kommen und dir helfen ... ...

Vielleicht möchtest du dir einen Moment lang Zeit nehmen, um mit deiner inneren Kraft in Kontakt zu treten ... ... Sei ganz entspannt und neugierig, wer oder was da auftaucht ... ... vielleicht ist es ein Wesen ... ... oder ein Tier ... ... vielleicht ist es auch etwas anderes aus der Natur ... ... vielleicht ist es ein Kristall ... ... ein Licht ... ... oder eine Farbe ... ... oder etwas ganz anderes ... ... vielleicht taucht einfach ein Bild auf ... ... oder eine Erinnerung ... eine Situation, ... in der du deine innere Kraft gespürt hast ... ... Vielleicht spürst du auch eine Empfindung in deinem Körper, ... die zu deiner inneren Kraft gehört ... ... womöglich gibt es einen bestimmten Gedanken, ... der deine innere Kraft repräsentiert ... und sie aktiviert ... ... nimm dir einfach all die Zeit, die du brauchst, ... um mit deiner inneren Kraft in Kontakt zu kommen, ... mit all den Empfindungen, ... Gefühlen, ... Gedanken, Bildern ... oder Erinnerungen ...

oder wie auch immer sich deine innere Kraft zeigt … …

… … … … … … …

Wenn du nun mit deiner inneren Kraft in Kontakt bist, … kannst du dir sicher sein, dass sie jetzt … und in der Zukunft für dich sorgen wird, … … für dich da sein wird … … wann immer du Stärke brauchst, … … wann immer du Kraft in deinem Leben benötigst … … wird sie da sein … für dich … … und dich schützen und begleiten … … auf dem Weg, … auf dem du gehst … … und … du wirst die Schritte gehen können, … … die du gehen willst, … … und … die dir guttun … … …

… … …

… in Richtung Selbstfürsorge und Liebe … … deinen Weg gehen … … die Schritte in deine richtige Richtung … … in Begleitung deiner inneren Kraft … … Schritt … für … Schritt … … Schritt … für … Schritt … …

… … … …

… … du kannst dir Ziele setzen, die dir guttun … … und diese Ziele auch erreichen … … ganz in deinem Rhythmus … … so wie die Wellen … am Meer … … Schritt … für … Schritt … … … … ganz natürlich … …

Und wann immer du deine innere Kraft brauchst, … kannst du sie rufen, und sie wird da sein … … … um dich zu unterstützen … … …

… … … … … …

und vielleicht möchtest du jetzt … mit deiner inneren Kraft vereinbaren, wie du sie rufen kannst, … damit sie dann für dich da ist, wann immer du sie brauchst … … du kannst einfach mit den Bildern … … Gefühlen … … Gedanken … … Körperempfindungen … … oder Erinnerungen, … die mit deiner inneren Kraft zusammenhängen, … … … in Kontakt gehen … … und sofort und unmittelbar wirst du in hilfreicher und unterstützender Verbindung mit deiner inneren Kraft und all ihren unterstützenden Ressourcen sein … …

… … … …

… und so, wie sich die Jahreszeiten verändern, … … so hat auch alles seine Zeit, sich zum Guten zu verändern … … …

… … im Winter … … die Schneedecke … … unter der sich die ersten Schneeglöckchen auf den Weg machen … … …, weil sie tief in sich wissen, … dass der Frühling kommt, … … mit seinen Sonnenstrahlen und seiner

Wärme ... ... und all der Kraft und Stärke, ... die in ihnen liegt ... und die Blumen wachsen, ... immer mehr ... ... mit all der Kraft und Stärke, die in ihnen versteckt ist, ... und die sich zeigen darf, wenn der Frühling kommt ... ...

... ...

Und nimm dir nun so viel Zeit, wie du brauchst, um mit deiner inneren Kraft zu besprechen, ob du einfach an sie denken oder eine kleine körperliche Geste machen sollst, wenn du sie brauchst ... ...

Und wenn du so weit bist, ... kannst du dich bei deinem Inneren und bei deiner inneren Kraft für diese Unterstützung, ... für diesen Schutz ... und diese Begleitung ... bedanken ...

... ...

In der nächsten Zeit wirst du vielleicht bemerken, dass du dich immer sicherer fühlen darfst ... ... Stunde für Stunde ... ... Tag für Tag ... ... Woche für Woche ... ... immer geschützter und geborgener, ... so geschützt und geborgen und sicher, wie es hier und heute für dich gut ist, ... sodass du entspannter werden und der Zukunft erwartungsvoll entgegensehen kannst ... ...

Wohlwissend, dass du in dir all den Schutz und die Kraft und Unterstützung hast, die du auf deinem Weg brauchst, ...

Und je mehr du mit dir und deiner inneren Kraft in Kontakt bist, desto mehr wirst du dir selbst, ... deinen Gefühlen, ... deiner Intuition ... ... und deinen Entscheidungen ... ... vertrauen können ... ...

Und deine Schritte in deine richtige Richtung vertrauensvoll und optimistisch gestärkt gehen können ... ...

... und nun lenkst du die Aufmerksamkeit wieder auf deinen Atem ... ... auf dein Einatmen ... ... um dich in aller Ruhe ... und mit all der Zeit, die du brauchst, von deinem Atem in diesen Raum zurückbegleiten zu lassen ...... und ich zähle gleich von 1 bis 5, und bei 5 wirst du wieder ganz wach und fit und mit deiner Aufmerksamkeit wieder ganz hier sein ...

1 ... Du spürst deinen Körper wieder mehr, ... 2 ... atmest tief ein ... 3 ... und du spürst dein Einatmen ... und 4 ... und du kannst dich bei 5 recken und strecken ... und 5 ... und recke und strecke dich, sodass der Kreislauf wieder in Schwung kommt ... und du wieder ganz wach und hier bist ...

… und kehre nun mit deiner Aufmerksamkeit bewusst in diesen Raum zurück und nimm ihn mit allen Sinnen wahr … und wenn du die Augen wieder öffnest, bist du frisch und wach …

Die Selbsthypnose zur Gestaltung des Erlebens

In diesem Kapitel stelle ich Ihnen Selbsthypnose-Techniken vor, die Sie in den verschiedensten Situationen in Ihrem Leben einsetzen können. Der Schwerpunkt liegt darauf, automatisierte Reaktionen mit Achtsamkeit und Wertschätzung für deren Funktion harmonisch zu verändern. Dabei kann es sich um irritierende Befindlichkeiten, das Erleben von Stress, automatisch ablaufende Gefühle wie beispielsweise Ängste oder Niedergeschlagenheit oder auch Körperempfindungen wie Unruhe oder Anspannung handeln. Auch körperliche Beeinträchtigungen wie Schmerzen oder Allergien sind zum Teil mit diesen Techniken beeinflussbar. Wir fokussieren hierbei auf Ressourcen und verknüpfen diese mit den entsprechenden herausfordernden Situationen, die Sie bearbeiten möchten. Den theoretischen Hintergrund dazu finden Sie in Kapitel 1 (ab S. 18).

EIGENE RESSOURCEN ALS EINE QUELLE DES GLÜCKS

Eine Ressource ist eine Quelle innerhalb oder außerhalb von uns, die uns Kraft oder auch Freude gibt. Sie unterstützt uns, Ziele zu erreichen und Herausforderungen zu bewältigen. Verfügen wir über viele und stabile Ressourcen in uns und sind uns dessen bewusst, können wir eine größere Stabilität und eine wachsende Selbstwirksamkeit unser Eigen nennen.

In dieser Ressourcen-Trance liegt der Schwerpunkt darauf, eigene Ressourcen zu finden und aktivieren, um im Anschluss dann den Fokus auf sie zu legen, sie zu spüren und zu genießen. Die Ressource kann verankert und später auf die bekannte Art und Weise abgerufen werden. Die Anleitung zur Verankerung finden Sie im Abschnitt »Die Verankerung des inneren sicheren Ortes« (S. 94). Später können Sie die verankerte Ressource einfach zum Wohlfühlen nutzen oder auch dazu, herausfordernde Situationen positiv zu gestalten und ein Gefühl von Selbstwirksamkeit zu gewinnen.

Diese Trance ist hilfreich, wenn Sie Unterstützung aus Ihrem Inneren benötigen, um Ihre eigenen Ressourcen, die Sie in anderen Kontexten nutzen, auch in einer schwierigen Situation einsetzen zu können. Das kann in beruflichen oder sportlichen Kontexten sein, um beispielsweise Leistung oder Motivation zu erhöhen, aber ebenso bei Ängsten oder Depressionen sowie Traumata (s. auch »Die unübewindbare Mauer zwischen Problem- und Lösungsnetzwerken«, S. 25).

Die Zugehörigkeit als wichtige Ressource

Wir erleben häufig eine Situation als Ressource, wenn unsere Bedürfnisse nach Zugehörigkeit und guten Beziehungen, Sicherheit und Zufriedenheit erfüllt sind.

An dieser Stelle möchte ich an die Wichtigkeit von Zugehörigkeit und Sicherheit erinnern. Vielleicht haben Sie im Theorieteil zur Polyvagal-Theorie oder dem sozialen Nervensystem (S. 49) schon davon gelesen. Wenn wir uns zugehörig fühlen und uns in sicheren Beziehungen befinden, sind wir in der Regel sehr zufrieden, und unser vegetatives Nervensystem beruhigt sich, sodass wir uns insgesamt entspannen und besser fühlen können. Deshalb könnte es sinnvoll sein, eine Ressource aus diesem Bereich zu finden, eine Situation, in der wir glücklich waren und uns mit anderen Menschen verbunden gefühlt haben. Falls Sie keine Ressource aus diesem Bereich finden sollten oder möchten, können Sie natürlich auch eine erlebte Verbundenheit mit einem Tier oder der Natur nutzen.

Der Flow als Ressource

Auch das Erleben von Flow[28] wird von vielen Menschen als Ressource beschrieben. Übersetzt heißt Flow fließen oder strömen. Flow setzt ein, wenn wir uns einer Tätigkeit hingeben – ganz und gar im Moment präsent sind und uns nur auf die augenblickliche Tätigkeit fokussieren, uns also absolut im Hier und Jetzt befinden. Ein Gefühl von Einssein mit der Tätigkeit oder mit dem Moment, keine ablenkenden Gedanken, einfach nur im Moment dahinfließen. Sie haben es sicher schon an sich selbst erfahren: Flow-Erlebnisse können in allen Situationen auftreten: beim Wandern oder Spazierengehen in der Natur, beim Sport oder Tanzen, beim Musizieren oder bei der Meditation, vielleicht auch während der Arbeit und sogar bei Prüfungen und Auftritten oder anderen Leistungssituationen.

Unterschiedliche Gestaltungsmöglichkeiten der Ressourcen-Trance

Abhängig von Ihren Bedürfnissen und Themen können Sie natürlich auch alle anderen Ressourcen aus Ihrem Leben für diese Trance nutzen. Sie können vorher darüber nachdenken, welche Ressourcen Sie nutzen wollen, oder Sie lassen sich überraschen und sind neugierig, welche Ressourcen Ihr Unbewusstes sich wünscht und auswählt. Häufig ist das viel passender für die ressourcenvolle Bewältigung der Situation und etwas ganz anderes, als wir uns gedacht haben.

Diese Trance können Sie natürlich bei unterschiedlichen Herausforderungen wiederholen und jeweils auch neue Ressourcen entdecken, die für das entsprechende Thema eine optimale Passung haben. Ihr Unbewusstes wird Sie mit Freude bei dieser Suche unterstützen!

In diesen Trance-Text sind zwei Ressourcen integriert. Bei Ihrer Aufnahme können Sie natürlich auch die Suche nach nur einer oder auch mehr Ressourcen in diese Trance integrieren. Hierzu nehmen Sie einfach den Teil des Trance-Textes, der nach der Ressource fragt, sowie Ihre Integration und kürzen oder vervielfachen ihn entsprechend. Bis zu maximal vier Ressourcen sind in dieser Trance sinnvoll. Probieren Sie es aus!

Der Einstieg und Ausstieg der Ressourcen-Trance

Der Einstieg in diese Trance findet über die Wahrnehmung des Körpers und der Ausstieg über das Zählen statt. Die Verankerung der Ressource ist im Text enthalten. Sie können diese Trance also ohne Vorkenntnisse nutzen.
Die Dauer dieser Trance beträgt ca. 23 Minuten.

Sollte es Ihnen nicht angenehm sein, über die Wahrnehmung Ihres eigenen Körpers in die Trance zu gehen, haben Sie natürlich auch die Möglichkeit, andere Trance-Eingänge Ihrer Wahl aus der Hypnotherapie zu nutzen (S. 70) oder eine Atemtechnik als Trance-Eingang (s. S. 81) zu wählen.

Die Integration der Ressourcen-Trance mit dem inneren sicheren Ort

Sind Sie in der Anwendung der Selbsthypnose »Innerer sicherer Ort« geübt, dann könnten Sie die Ressourcen-Trance sozusagen an Ihrem inneren sicheren Ort hören. Dazu können Sie entweder alles miteinander aufnehmen oder Sie gehen gemütlich an Ihren inneren sicheren Ort und aktivieren dann die Ressourcen-Trance aus Ihrer Erinnerung heraus. Sie könnten auch alles vorbereiten, um dann vom inneren sicheren Ort aus kurz die aufgenommene Anleitung zur Trance anzustellen.

Wie immer entscheiden Sie im Sinne der Selbstfürsorge, wie es Ihnen am besten gefällt.

Die Anleitung zur Ressourcen-Trance

Ich möchte dich einladen, eine für dich angenehme Körperhaltung einzunehmen … … …
Vielleicht möchtest du die Augen schließen und dir einen Moment Zeit nehmen, um die Aufmerksamkeit nach innen zu richten … … vielleicht möchtest du auch die Augen offenlassen und einfach einen Punkt vor dir fixieren … … Genau so, wie es für dich richtig ist … Nimm einfach wahr, wie es gerade ist … … und so, wie es ist, ist es genau richtig … … … … …
Nun kannst du deine Aufmerksamkeit auf deinen Atem lenken … … …
Atme einfach tief ein … … und atme lang wieder aus … … und nimm noch einen tiefen Atemzug … … …
… und mit dem Einatmen … … kannst du Ruhe … und Gelassenheit … einatmen und mit dem Ausatmen … alle Spannung loslassen … … …
… und atme lang aus … … und lang wieder ein … … … in deinem Rhythmus … ein … … und aus … … …
Mit jedem weiteren Atemzug kannst du Ruhe und Sicherheit einatmen … … und Anspannung ausatmen … genau so, wie es für dich gut ist … … …
… und während ein Teil von dir sich vielleicht etwas entspannen kann … und meinen Worten folgt, kann ein anderer Teil aufmerksam bleiben und gut auf dich aufpassen … … … und du kannst so tief in die Trance gehen, wie es hier und heute gut ist für dich … mit all dem Schutz, den du brauchst … …
Und nun möchte ich dich einladen, deine Aufmerksamkeit auf den rechten Fuß zu lenken … dann den rechten Unterschenkel zu spüren … das rechte Knie … den rechten Oberschenkel und die rechte Hüfte … und dann spüre dein ganzes rechtes Bein … … und nun richte die Aufmerksamkeit auf den linken Fuß … auf den linken Unterschenkel … auf das linke Knie … auf den linken Oberschenkel und die linke Hüfte … und du spürst dein ganzes linkes Bein … … und du kannst dein Becken spüren … und den Bauchraum

... den Brustkorb ... und deinen ganzen Rücken ... du spürst deine rechte Schulter ... und den rechten Arm ... und deine rechte Hand ... ... spürst deine linke Schulter ... und den linken Arm ... und die linke Hand ...
Du spürst deinen Nacken ... deinen Hals ... deinen Kopf ... und dein Gesicht ... ... und du spürst deinen ganzen Körper ... ... und du spürst deinen ganzen Körper ... ...

... ...

... und nun möchtest du vielleicht Kontakt mit deinen Ressourcen aufnehmen ... ... dir einfach erlauben, dich zu erinnern, welche positiven Fähigkeiten, ... Stärken ... ... oder glückliche Erinnerungen ... ... du in dir trägst ... von denen das Unbewusste schon so viel weiß ... ... und das Bewusste neugierig ist ... und staunt über das tiefe Wissen, ... was in dir verborgen ist ... ...
Vergegenwärtige dir deine Ressourcen, ... sei einfach entspannt und neugierig, ... ob Bilder ... ... auftauchen ... oder Gefühle ... ... Gedanken ... ... Erinnerungen ... ... längst vergangene Situationen, ... in denen du dich einfach nur wohlgefühlt hast, ... in denen du dich sicher gefühlt hast,... ... zufrieden warst, ... oder dich zugehörig gefühlt hast ... ...
Vielleicht tauchen deine Ressourcen vor deinem inneren Auge auf ... ... oder du spürst sie ... ... in deinem Inneren ... ... in deinem Körper ... ... oder womöglich nimmst du angenehme Gefühle wahr ... ... oder was auch immer bei dir auftaucht ... ...
... Vielleicht taucht ein Erlebnis aus deiner Vergangenheit auf ... ... vielleicht eine vermeintlich längst vergessene Ressource, ... ein Erlebnisschatz aus deiner Vergangenheit ... ...
... und möchtest dich jetzt vielleicht erinnern ... an eine Situation in deinem Leben, in der du Freude an deinem Tun empfunden hast, in der du vielleicht sogar im Flow warst ... ... vielleicht eine Herausforderung bewältigt hast ... ... ganz und gar in einer Tätigkeit aufgegangen bist ... ... dich im Fluss mit deinem Tun gefühlt hast ... ... ganz und gar eins mit dir selbst und deiner Umgebung ... ... sei es beim Sport ... ... oder beim Lesen, ... ganz versunken, ... beim Meditieren ... ... oder vielleicht beim Yoga ... ... oder in einer ganz anderen Situation ... ... vielleicht mit Menschen, die dir nahe sind,... ... und nimm dir all die Zeit, die du brauchst, um eine

ressourcenvolle Situation zu finden, in der du dich einfach rundherum gut gefühlt hast … … …

Und kannst es spüren mit all deinen Sinnen … … was du siehst, … … hörst, … … vielleicht riechst, … … … … wie sich dein Körper anfühlt in dieser angenehmen Situation … … einfach nur wahrnehmen und genießen … … … … … …

… spüren, … wie sich diese angenehme Ressource in dir ausbreiten darf, … … vielleicht entstehen schöne Bilder oder Erinnerungen … oder Gefühle … oder Körperempfindungen …

… und vielleicht nimmst du ein Kribbeln wahr oder Wärme … oder etwas ganz anderes … … … …

… Und du kannst vielleicht schon all die positiven Kräfte deiner Ressource spüren … und du darfst entscheiden, welche Empfindungen für dich hilfreich sind … … … … welche du aufnehmen möchtest … und so, wie du deinen Körper spürst, so kann all das Angenehme und Schöne … in dich hineinfließen … und durch dich hindurchfließen … genau so viel, wie es dir angenehm ist … … kann sich diese wohltuende Energie in deinem Körper ausbreiten, sodass du sie nutzen kannst in deinem Leben … … … …

All das Angenehme kann in deinen Körper strömen … … vielleicht in die Arme, … in die Beine … all die positiven Energien … oder wie auch immer du es bezeichnen möchtest … … vielleicht darf es sich ausbreiten, … … im Bauch … oder im Herzen … oder im Kopf … oder ganz woanders, … … ganz angenehm und wohltuend … genau an die Stellen strömen, die dir guttun, … … die für dich hier und heute richtig sind … … vielleicht tauchen Bilder auf … … oder Gedanken, … … Gefühle, … … Erinnerungen, … … Körperempfindungen … … oder Musik … oder … etwas ganz anderes … … … … …

… Und wenn du möchtest, kannst du eine weitere Ressource finden … … eine Situation, in der du dich einfach nur gut gefühlt hast, …eine Fähigkeit, … oder ein Moment in der Natur … … vielleicht in einem Strom von Energie … eine Welle, die dich trägt, … dich eins fühlen … … mit der Natur … … in Harmonie sein mit der Umgebung … … absolut im Hier und Jetzt … in tiefer Freude oder Glück … oder Zufriedenheit … zugehörig sein mit Menschen, die dir nahe sind, … … … … … …

... und kannst es spüren mit all deinen Sinnen ... ... was du siehst, ... hörst, ... vielleicht riechst, ... spürst, ... wie sich dein Körper anfühlt in dieser angenehmen Situation ... ... einfach nur wahrnehmen und genießen ... ...

... spüren, ... wie sich diese angenehme Ressource in dir ausbreiten darf, ... vielleicht entstehen schöne Bilder oder ... Erinnerungen ... oder Gefühle ... Körperempfindungen ...

... und vielleicht nimmst du ein Kribbeln wahr oder Wärme ... oder etwas ganz anderes ... ...

... und du kannst dir sicher sein, dass du diese Schätze in deiner Zukunft immer wirst nutzen können ... ... und wenn du es willst, können diese Ressourcen dich von jetzt an immer begleiten, sodass du dich sicher und geborgen fühlen kannst ... ... an jedem Ort ... ... zu jeder Zeit ... ...

... und vielleicht möchtest du dich innerlich bedanken für diesen Schatz, der in dir ist, ... für das, was du da bekommen hast ... und nutzen darfst in deinem Leben ... ...

... ...

... und wenn du möchtest, kannst du mit dir selbst eine kleine Geste vereinbaren, ... sei sie auch noch so klein, sodass niemand außer dir sie wahrnehmen kann ... vielleicht möchtest du eine Faust machen, ... die Finger verschränken, ... einen Kreis mit Daumen und Ringfinger bilden ... oder etwas ganz Anderes tun ... ...

... ...

... und nun spüre alles, was zu deinen Ressourcen gehört ... und dir guttut ... und lasse all diese Empfindungen und Gefühle von Sicherheit ... oder Zugehörigkeit ... oder was es auch immer es sein mag ... in diese kleine Geste fließen ... ...

... ...

... und wiederhole dieses Zusammenfließenlassen noch zwei- bis dreimal ... ganz in deinem eigenen Rhythmus ... ... sodass die Geste und diese Ressourcen mit all der Sicherheit, ... oder Zugehörigkeit ... oder was es auch immer sein mag ... sich immer mehr verbinden dürfen ... ...

... ...

... und wann immer du diese Geste ausführst, kannst du deine Ressourcen und alles Angenehme spüren, ... kannst mit ihnen in Kontakt gehen ... und alles spüren, was dir guttut, sodass du diese Ressourcen immer und jederzeit bei dir hast und sicher und gestärkt bist ... ...

... und du kannst dir sicher sein, dass du diesen Schatz in deiner Zukunft immer nutzen kannst ... und wenn du es willst, können dich diese Ressourcen von jetzt an immer begleiten, sodass du dich in deinem Inneren sicher und kraftvoll fühlen kannst ... an jedem Ort ... zu jeder Zeit ...

... und wenn du möchtest, kannst du dich in der Zukunft sehen ... wie du deine Ressourcen mit all der Geborgenheit ... und der Stärke ... aktivierst und für dein Glück nutzt, ... weil du diesen Schatz jederzeit bei dir trägst ... so wie auch dein Herzschlag ... und dein Atem ... zu dir gehören ... ...

... und du wunderst dich vielleicht, wie leicht es ist, auf das Positive in deinem Leben zu achten und ihm einen Platz zu geben ... ... Schritte in deine richtige Richtung ... ... Schritt für Schritt ... ... in Richtung Ziel...

... ...

... und nun kannst du deine Aufmerksamkeit wieder auf deinen Atem lenken ... ... auf dein Einatmen ... ... um dich in aller Ruhe ... und mit all der Zeit, die du brauchst, von deinem Atem in diesen Raum zurückbegleiten zu lassen ... ... und ich zähle gleich von 1 bis 5, und bei 5 bist du wieder ganz wach und fit und bist mit deiner Aufmerksamkeit wieder ganz hier ... 1 ... und du atmest tief ein ... und ... 2 ... spürst deinen Körper wieder mehr ... 3 ... und atmest nochmals tief ein ... und ... 4 ... und kannst dich bei 5 recken und strecken ... und ... 5 und reckst und streckst dich, dass der Kreislauf wieder in Schwung kommt ... und du wieder ganz wach und hier bist ... ... und kehrst mit deinen Ressourcen im Gepäck bewusst in diesen Raum zurück und nimmst ihn mit deiner ganzen Aufmerksamkeit wahr ... und wenn du die Augen wieder geöffnet hast, bist du frisch und wach ... ...

DIE REGENBOGENHÄNDE

Wie im Kapitel »Die überwindbare Mauer zwischen Problem- und Lösungsnetzwerken« (S. 25) beschrieben, können wir in Situationen, die wir als schwierig erleben, oft nicht auf unsere Ressourcen zurückgreifen, über die wir in anderen Lebenskontexten verfügen.

Die eigenen als positiv erlebten Ereignisse, Erfahrungen oder Fähigkeiten werden bei dieser Methode als Ressource genutzt, um das derzeitige Erleben in einer herausfordernden Situation im Sinne der eigenen Lösungswelt zu verändern. Auch hier arbeiten wir mit Trance – das Unbewusste kreiert Bilder, die uns helfen, in Kontakt mit unseren eigenen Ressourcen zu treten. Auf Seite 111 finden Sie ein Beispiel zur Illustration.

Sie können diese Trance bei allen Themen einsetzen, bei denen Sie sich eine Veränderung wünschen. Die Trance der »Regenbogenhände« ist beispielsweise auch bei Allergien oder Schmerzen einsetzbar, natürlich ebenso bei allen psychischen Herausforderungen wie Ängsten, Niedergeschlagenheit, Stress, Burn-out oder auch bei eigenen unliebsamen Reaktionen, wie zum Beispiel Ärger oder Eifersucht in bestimmten Situationen.

In dieser leichten Trance werden die Ressourcen und das Problemnetzwerk mithilfe der beiden Hände verbunden. Da man dabei ganz konkret mit dem Körper arbeitet, erlebt man auch auf der körperlichen Ebene, dass eine Verbindung dieser verschiedenen Bereiche im Gehirn machbar ist. Dadurch verstärken sich sowohl die Selbstwirksamkeit als auch der Effekt.

Die Kontraindikationen zur Trance »Regenbogenhände«

Sollte es sich bei Ihrem Thema um massive Ängste oder Panikattacken bzw. um ein Trauma handeln, ist diese Technik in der Regel nicht ausreichend. Ich würde davon abraten, sie alleine auszuprobieren.

Wenn Sie bei der Durchführung dieser Methode zu viel Schwere spüren oder sie nicht funktioniert, orientieren Sie sich bitte zurück und suchen sich für dieses Thema Unterstützung z. B. von Ihrer Therapeutin.

Für die Reorientierung im Raum können Sie folgende Übungen nutzen:

- »Die Gazelle oder die Orientierung (S. 59)
- Die Technik »5–4–3–2–1« oder »Betty Ericksons Special« (S. 73)
- Die Technik »3 zu 1« oder die Bequemlichkeit unseres Gehirns (S. 76)

Der Ablauf der Trance »Regenbogenhände«

Zuerst wird natürlich ein Thema gewählt, an dem Sie mit dieser Technik arbeiten möchten. Vielleicht wählen Sie beim ersten Ausprobieren ein eher leichtes Thema, um sich besser auf die Methode konzentrieren zu können, während Sie sich mit ihr vertraut machen.

Nach einer leichten Trance-Induktion werden beide Hände mit den Handflächen nach oben auf die Oberschenkel gelegt. Suchen Sie Ressourcen für die ausgewählte Situation und legen Sie diese dann in die eine Hand. In der anderen Hand wird die herausfordernde Situation platziert. Verbunden werden die beiden Hände im Anschluss beispielsweise durch die Imagination eines Regenbogens. Durch diese neu entstandene Verbindung verknüpfen sich die Ressourcen mit der herausfordernden Situation. Danach ist es nach meiner Erfahrung in ca. 80 % der Fälle mit etwas Übung möglich, die aktivierten Ressourcen in der Problemsituation zu nutzen.

In der folgenden Trance sind zwei verschiedene Ressourcen enthalten. Sie können bei dieser Methode aber auch nur eine oder bis zu vier Ressourcen einsetzen. Sie können sich diese Trance entsprechend aufnehmen und vor allem auch die Länge der Pausen nach Ihren Wünschen selbst gestalten.

Zum Abschluss der Trance können Sie wieder einen Körperanker suchen, der sich mit der herausfordernden Situation, die nun mit den Ressourcen verknüpft ist, verbindet. Hilfreich ist es dabei, sich in der Zukunft zu sehen, wie man mittels Körperanker die Ressourcen aktiviert. In der Zukunft können Sie dann unauffällig diesen Anker ggf. auch nur in der Vorstellung einsetzen, wenn Sie sich beispielsweise im Büro oder in einer Besprechung befinden.

Üben ist hierbei sehr wichtig, weil das Gehirn die Bahnen ausbaut, die wir häufig benutzen. Das Motto des Gehirns lautet eben: »Use it or lose it.«

Ein Fallbeispiel zur Trance der »Regenbogenhände«

> Eine 35-jährige Klientin kam zu mir zum Coaching, weil sie große Probleme mit dem Verhalten ihrer Chefin hatte. Sie arbeitete in einer Bank, wo sehr viel Druck herrschte und das Arbeitspensum im Grunde nicht zu schaffen war. Häufig wurden Überstunden angeordnet, sodass viele Mitarbeiter sehr erschöpft waren und sich häufig im Krankenstand befanden, was das zu bewältigende Pensum und damit den Druck erhöhte. Im Grunde war die Klientin auf dem Weg zu einer sogenannten inneren Kündigung. Das wurde noch verstärkt, weil sie versetzt wurde und ihr neuer Arbeitsweg per Zug und S-Bahn nun täglich dreieinhalb Stunden Fahrzeit bedeutete.
>
> Vor der Sitzung beschrieb sie recht anschaulich ihre Verfassung:
>
> »Ich bin noch nie in so einer Haltung gewesen, und der Umzug liegt mir brutal im Magen. Ich bin in einer Blockade und habe nur noch ein

Leck-mich-am-Arsch-Gefühl. Außerdem frage ich mich, warum ich mir für so eine Firma die Haxn ausreißen soll.«

Bei dem Angebot, ihr behilflich zu sein, ihre innere Haltung zu dem Ganzen zu verändern, war sie anfänglich wenig bereit, darauf einzugehen. Sie war so verärgert, dass sie sogar einen inneren Widerstand hatte, etwas an ihrem Ärger zu verändern. Dadurch saß sie natürlich in der Falle, und es war zu befürchten, dass die vorgeschlagene Methode wenig Erfolg bringen würde.

Dennoch ließ sie sich auf das Experiment der »Regenbogenhände«-Trance ein.

Die Sitzung dauerte insgesamt 30 Minuten. Ihre Ressourcen fand sie sehr schnell.

Die erste Ressource war das Fahrradfahren, welches sie als Hobby häufig in Ihrer Freizeit ausübt. Dabei fährt sie gerne lange Strecken wie beispielsweise 100 km am Stück. Als das Radfahren während der Trance als Ressource in ihrer Hand lag und sie den Regenbogen wachsen ließ, verwandelte sich dieser in viele kleine Fahrräder, die von der Ressourcenhand in die Hand der Herausforderung fuhren, was sie schon in dem Moment zum Lachen brachte. Als all die vielen kleinen Räder in der Herausforderungshand angekommen waren, entstand die Idee, dass Hobby des Radfahrens mit dem Arbeitsweg zu verknüpfen und einen Teil der Strecke täglich mit dem Rad zu fahren.

Eine zweite Ressource war aus ihrer Sicht nötig, um auch das Gefühl des Ankommens bei der Arbeit schöner und angenehmer zu gestalten.

Es tauchte ein Bild von einer Radtour am Ammersee auf, bei der die Klientin im Kloster Andechs, welches auf einem Hügel liegt, ankam und dort nach der anstrengenden Tour den Geruch von leckerem Essen wahrnahm. Das war ein Moment großer Zufriedenheit und Vorfreude auf Schweinshaxn und Knödel. Auch diese schöne Erfahrung wurde mit der Arbeit und ihrem Anfahrtsweg verknüpft.

Trotz des vorherigen Widerwillens, etwas gegen den eigenen Ärger zu unternehmen, reichten diese zwei Ressourcen aus, um die Klientin zu unterstützen, in einen Zustand von Zufriedenheit zu kommen. Sie sagte danach: »Ich bin entspannt und ärgere mich nicht mehr über den Wechsel.« Sie ist danach längere Zeit völlig entspannt mit dem Rad zur Arbeit gefahren. Nach der Zugfahrt bis zum Hauptbahnhof waren es innerhalb von München insgesamt fast 50 km täglich, nur im Winter machte sie Pause. Manchmal fuhr sie auch von zu Hause aus: Dann betrug die Strecke insgesamt 110 km.

Die Anleitung zur Trance »Regenbogenhände«

Im folgenden Text finden Sie eine genaue Anleitung für die Trance der »Regenbogenhände«. Sie können sie einfach in Ihrem Rhythmus und in Ihrer Stimmlage ablesen und dabei aufnehmen. Bei den Punkten im Text können Sie Pausen in Ihrer individuellen Geschwindigkeit machen. Sollten Sie den Eindruck gewinnen, dass Sie zum Finden der Ressourcen zu wenig Zeit haben oder womöglich zu viel, verlängern oder kürzen Sie es entsprechend Ihren Bedürfnissen.
Die Dauer dieser Trance beträgt ca. 25 Minuten.

Setz dich ganz entspannt hin, sodass dein Körper sich wohlfühlt und du es dir so richtig bequem machen kannst, ... wenn du möchtest, kannst du deine Augen schließen ... Vielleicht jetzt oder etwas später, wenn die Augenlider beginnen, etwas müde zu werden ...
Womöglich sind da Geräusche im Außen, oder du nimmst einfach nur die Stille wahr ... ... im Inneren oder auch im Außen ... ... und jedes Geräusch ... oder jede Stille, ... die du wahrnimmst, kann deine Trance vertiefen ... ...
Vielleicht möchtest du dich auf deinen Atem fokussieren und spüren, wie er einströmt ... ... und wieder ausströmt, ... ganz in deinem Rhythmus ... ... und du erlaubst dir, ganz zu entspannen, ... einfach nur wahrzunehmen ... wie der Atem einströmt ... und ... wieder ausströmt ... ... dir erlauben, einfach nur da zu sein und dich zu spüren ... ...
Vielleicht tauchen Gedanken auf, ... Gedanken, die einfach vorbeiströmen dürfen, wie ein Fluss, der sanft dahinplätschert ... ... und jeder Gedanke, der auftaucht, friedvoll oder weniger friedvoll, ... sanft oder weniger sanft, ... kann die Trance, in der du dich befindest, vertiefen ... ...
Und du kannst so tief in die Trance gehen, wie es hier und heute für dich gut ist ... ...
Nun möchte ich dich einladen, deine Hände mit den Handflächen nach oben auf deine Beine zu legen ... ... um dann deine Aufmerksamkeit auf deine Hände zu lenken ... ... und um dich zu entscheiden, in welche deiner Hände du deine Ressourcen legen möchtest ... ...
... ... um dir zu erlauben, ... dich nun deinen inneren Ressourcen zuzuwenden ... ... mit deinen Schätzen in deinem Inneren in Kontakt zu gehen ... ... und

dir zu erlauben, all die schönen Erlebnisse, … … … deine Stärken … … … und Fähigkeiten … … … oder auch glückliche Erinnerungen, die in deinem Unbewussten oder Bewussten gespeichert sind, wahrzunehmen … … eine Situation, in der du dich einfach nur wohlgefühlt hast, … … zufrieden warst … … oder dich sicher und zugehörig gefühlt hast … …
oder vielleicht möchtest du als Ressource deinen inneren sicheren Ort wählen … … oder etwas ganz anderes … … womöglich eine Haltung, die du heute nutzen kannst oder … … … ein kreatives Problemlösungsmuster … … so … … wie du mal laufen gelernt hast … … oder Radfahren … … … oder womöglich taucht irgendeine andere hilfreiche Situation aus deinem Leben auf, … … die dich jetzt … bei der Lösung deiner Herausforderung unterstützen kann … … … … …
Sei einfach entspannt und neugierig, was da auftaucht … … an Situationen oder Erinnerungen, die du nun nutzen kannst, … … als Ressource, … um dein Leben liebevoll und selbstbestimmt zu gestalten … … nimm dir all die Zeit, die du brauchst, … eine ressourcenvolle Situation oder Fähigkeit aus deinem Leben zu finden, die dich unterstützen kann … … … … … … …
Wenn du eine Situation wahrnimmst … dann spüre ihr mit allen Sinnen nach … … was du siehst … … was du hörst … … was du riechst … … was du spürst … … nimm alles wahr … … und tauche einfach ein in dein Erleben … … … … …
… Und wenn du so weit bist und die Ressource gut spüren kannst … so gut, wie es jetzt für dich möglich ist, dann kannst du diese Ressource in deine ausgewählte Hand legen und noch mal nachspüren, wie es sich anfühlt in der Hand, wenn die Ressource dort liegt … … … …
Vielleicht wird die Hand schwerer oder leichter … Vielleicht wird sie kälter … oder wärmer … oder sogar heiß … … vielleicht fühlt sich diese Ressource eher glatt an … … oder rau … oder ganz anders … … … nimm dir all die Zeit, die du brauchst, um wahrzunehmen, wie sich diese Ressource in deiner Hand anfühlt … … … … …
Und nun fokussiere dich … nur kurz … auf die andere Hand und lege die Herausforderung, das Thema, das du verändern möchtest, hinein … … … und spüre auch hier kurz nach, ob … und wie … sich das Gefühl in der Hand verändert … um dann bald wieder deine Aufmerksamkeit auf

die Ressourcenhand zu lenken und hier noch einmal alles ganz intensiv zu spüren, was sich gut anfühlt ... ... auf allen Ebenen ... ... mit all deinen Sinnen ... ... und wenn du das wieder ganz und gar spüren kannst ... ... dann stell dir einfach einen Regenbogen vor ... ... einen Regenbogen, der eine Verbindung findet von der Ressourcenhand zu deiner Herausforderung in der anderen Hand ... ...

... ... aus der Ressourcenhand heraus wächst ein Regenbogen ... aus ihr heraus entwickelt er sich ... ... und womöglich wandert er in einem hohen Bogen hinüber zur Herausforderung ... ... in allen leuchtenden Farben fließt er rüber in die Hand der Herausforderung ... ... und du darfst neugierig sein, ... wie sich jetzt die Situation in der Hand der Herausforderung verändert, wenn die leuchtenden Farben des Regenbogens dorthin hinüberströmen ... ... einfach hinüberströmen und all das mitnehmen, was es da mitzunehmen gibt ... ...

... ... Aus der Ressourcenhand ... all die Ressourcen ... all die guten Gefühle und Wahrnehmungen, was jetzt genutzt werden kann ... ... in der Herausforderung ... ... alles ganz einfach hinüberfließen lassen ... so, wie in einem Regenbogen die Farben fließen ... ... vielleicht ganz sanft oder vielleicht strömend wie ein Fluss ... ... genau so, wie es für dich richtig ist ... ... und dein Unbewusstes ist weise ... Dein Unbewusstes weiß genau, was gut für dich und für diese Herausforderung ist ... ...

Du kannst ganz und gar vertrauen ... und dich überraschen lassen, was für ein hilfreiches und unterstützendes Neues entsteht ... ... so, als wenn man zwei Farben mischt ... ... blau und gelb, dann entsteht grün ... ... blau wie der Himmel und gelb wie die Sonne ... es entsteht ... grün ... ... wie die Natur ... wie das Leben ... ... und so entsteht auch in deiner Hand etwas Neues ... und es liegt jetzt in deiner Hand ... dieses Neue, ... ganz Neue ... neu ... gestalten zu lassen ... und einfach ... ... loszulassen und dir zu erlauben nachzuspüren ... ...

Und wenn du so weit bist und es möchtest, dann kannst du ganz langsam deine beiden Hände zusammenbringen, ... ganz langsam ... ... und spüre nach, was deine Hände brauchen ... ... in welcher Langsamkeit die Hände sich begegnen dürfen, ... sodass sie beim Zusammentreffen ineinandergreifen ... ... und womöglich die Ressource ganz und gar mit

der Herausforderung verschmilzt ... ... und in aller Ruhe und mit allem Nachspüren können die beiden Hände sich jetzt begegnen ... ... in deiner Zeit ... ... Wenn sie sich getroffen haben, kannst du neugierig sein, wie es sich nun anfühlt, wenn es vollständig miteinander verschmilzt ... die beiden Farben ... ... diese beiden Situationen ... spüren, wie etwas Neues entsteht ... und wie sich etwas in der Tiefe verändern darf ... ... sodass du von nun an diese Ressource gemeinsam mit deiner Herausforderung nutzen kannst ... genau so, wie es für dich optimal ist ... ...
Wenn du so weit bist, kannst du nun nachspüren, ob die Situation schon gelöst ist oder ob es womöglich eine weitere Ressource braucht ... ...
Und solltest du eine weitere Ressource brauchen, dann nimmst du einfach die beiden Hände wieder auseinander, fokussiert dich wieder auf die ressourcenvollen Erlebnisse in deinem Leben ... welche Fähigkeit, welches Erleben aus deiner Vergangenheit kann dir hier behilflich sein?
Und du findest in deiner Schatzkiste ... des Bewussten oder des Unbewussten eine weitere Ressource ... ... eine Erinnerung aus deinem Leben, ... eine Situation, die wirklich hilfreich ist, deine Herausforderung zu lösen ... ... und erlaube deinem Unbewussten, ... deiner Weisheit in dir, ... dir einen Schatz aus der Tiefe zu schenken ... einen Schatz, der in dir verborgen ist, ... und womöglich bist du überrascht, ... weil es etwas ist, woran du überhaupt nicht gedacht hast, ..., dass das hilfreich sein kann für diese Herausforderung ... ...
... ...
Und wenn du auch diese Ressource gefunden hast, kannst du ihr nachspüren ... ... Und sie mit allen Sinnen wahrnehmen ... ... dieses gute Gefühl durch dich hindurchströmen lassen ... ... durch deinen Körper strömen lassen ... ... um dann diese Ressource in deine Ressourcenhand zu legen ... ... und nachzuspüren, wie sich jetzt das Gefühl in der Hand verändert ... ...
... um dann wiederum einen Regenbogen wachsen zu lassen ... ... oder was auch immer sich zeigt, wachsen zu lassen ... ... aus der Ressourcenhand heraus ... hin zur Hand der Herausforderung ... ... genau so, wie es für dich richtig ist ... ... um nachzuspüren, wie sich jetzt die Herausforderung noch einmal verändern darf ... mit der Energie dieser neuen Ressource, die eine

neue Farbe hineinbringt … … belebend und bereichernd … … …

… … … …

… und wenn du so weit bist und es möchtest, kannst du die beiden Hände in aller Ruhe zusammenbringen … und dir erlauben nachzuspüren, wie es sich anfühlt, wenn die Ressourcen vollständig miteinander verschmelzen

… … … … … …

… nimm dir all den Raum … … und all die Zeit, … … um nachzuspüren … wahrzunehmen … wie sich alles entwickelt … … im Fluss … … in Richtung Lösung … … hin zur gemeisterten Herausforderung … sodass die Herausforderung … zu einer Situation der Ressourcen wird … … und irgendwann wirst du dich kaum noch erinnern, dass diese Herausforderung keine gemeisterte Herausforderung war … … sie wird dich womöglich nur noch an Ressourcen erinnern … … … die du nutzen kannst in deinem Leben … … … genau so, wie es für dich richtig ist … … genau so, wie dein Herzschlag zu dir gehört … … gehören deine Ressourcen zu dir … … …
Und wenn du möchtest, nimm dir einen Moment lang Zeit, um die Situation, die du mit den Ressourcen gemeistert hast, mit allen Sinnen wahrzunehmen … … …

… … … …

… und wenn du es wirklich gut spürst, … bringe die Hände zusammen verknüpfe sie dadurch … …

… … … …

Du kannst es 3- bis 4-mal wiederholen, um es tief in dir zu verankern … … …

… … … … … …

Wenn du möchtest, kannst du dich in der Zukunft sehen, wie du diese Ressourcen nutzt in der gemeisterten Herausforderung … … dich sehen, wie es dir gut geht … … …

… … … … …

… … und du hast es in der Hand … … es liegt in deiner Hand … … …
… du kannst einfach deine beiden Hände zusammenbringen und damit deine Ressourcen herholen, um sie in der Zukunft zu nutzen, … … wann immer du sie nutzen möchtest … … ab jetzt … … für alle Zeit … … und auch das kannst du 3- bis 4-mal wiederholen … mit all der Zeit, die du dafür benötigst … … … … … …

Und du darfst dir erlauben, dich jederzeit zu erinnern, dass du all deine Ressourcen in jedem Moment in deinem Leben nutzen kannst, ... so, wie es gut ist für dich ... ... und es beginnt etwas Neues in deinem Leben ... ... deine Ressourcen in dir ... ... auf deinem Weg ... ... wie Blumen am Wegesrand, die man bewundern, aber auch pflücken darf ... ... zu einem wunderschönen Strauß ... ... voller farbenprächtiger Blüten ... ...

... ...

... Und wenn du so weit bist, kannst du langsam beginnen, deinen Atem zu spüren und zu spüren, wie du kraftvoll einatmest ... kannst beginnen, die Geräusche in deiner Umgebung wieder wahrzunehmen ... Atmest tief ein ... und kommst ganz langsam mit deiner Aufmerksamkeit wieder in den Raum zurück ...

Und ich zähle von 1 bis 6 und bei 6 bist du wieder 1 eins und 2 ... tief einatmen ... 3 und 4 ... und bei 6 kannst du dich kräftig recken und strecken, dein Kreislauf ist stabil ... und 5 ... und 6 ... und bist wieder ganz hier und hellwach ... ...

TRANCEN MIT UNTERSTÜTZUNG VON SPIRITUELLEN ENERGIEN

In diesem Kapitel stelle ich Ihnen zwei Trancen vor, deren Fokus auf der Verbindung mit spirituellen Energien[29] liegt.

Bei der ersten Trance möchte ich Sie einladen, einen sogenannten Lichtkanal zu imaginieren, mit dem Sie sich mit Ihren spirituellen Energien verbinden können. Unter spirituellen Energien kann man Gott oder Engel verstehen oder einfach die Natur. Für mich war und ist es eine wunderschöne Erfahrung, mich immer wieder bewusst mit meinen spirituellen Energien zu verbinden.

Die erste Trance können Sie als eigenständige Trance durchführen. Bei der zweiten Trance liegt der Schwerpunkt auf einer spirituellen Reinigung von Körper und Seele durch Licht, das durch den Körper strömt. Wann immer wir uns energetisch nicht auf der Höhe fühlen, kann diese Trance zum Einsatz kommen, um uns zu reinigen, zu stärken und schützen. Für die zweite Trance müssen Sie beide Trancen miteinander verbinden, in dem Sie zuerst den Lichtkanal visualisieren und danach die Reinigung durch die verschiedenen farbigen Arten von Licht genießen.

Die beiden Trancen wirken unterstützend und reinigend bei nahezu jeder psychischen Symptomatik und ebenso bei körperlichen Symptomen, beispielsweise Schmerzen verschiedener Art wie Kopfschmerzen oder bei Fibromyalgie, Anspannungen der Muskulatur oder Tinnitus, ebenso bei Herz-Kreislauf-Erkrankungen, Bluthochdruck oder auch Erkrankungen des Magen-Darm-Traktes.

Die Trance »Der Lichtkanal zur Verbindung mit spirituellen Energien«

Beim Lichtkanal verwurzeln Sie sich als Erstes, um sich zu erden und zu stabilisieren. Als Zweites imaginieren Sie einen Kanal aus Licht, der Sie mit Ihren spirituellen Energien verbinden kann.

Bei dieser Trance können Sie in Kontakt mit Ihren spirituellen Kräften gehen. Dabei kann es sich schlichtweg um die Verbundenheit zur Natur oder zu Gott, Jesus, zur Mutter Maria, zu Buddha oder zu Ihrem persönlichen spirituellen Lehrer handeln. Manche Menschen verbinden sich mit Engeln oder anderen positiven spirituellen Energien. Wichtig ist, dass Sie sich dabei wohlfühlen. Vielleicht haben Sie im Moment auch noch gar keine Idee, was für Sie das Richtige ist. Seien Sie einfach neugierig und lassen Sie sich überraschen, welche Art von spiritueller Verbindung in Ihrem Inneren während der Trance auftaucht.

Diese Trance dauert ca. 20 Minuten.

Anleitung zur Trance »Der Lichtkanal zur Verbindung mit spirituellen Energien«

Ich möchte dich bitten, eine für dich angenehme Körperhaltung einzunehmen … …

Vielleicht möchtest du die Augen schließen und dir einen Moment lang Zeit nehmen, um die Aufmerksamkeit nach innen zu richten …

Vielleicht möchtest du auch die Augen offenlassen und einfach einen Punkt vor dir fixieren …… … … Genau so, wie es für dich richtig ist … … nimm einfach alles wahr, wie es gerade ist … … und so, wie es gerade ist, ist es genau richtig … … …

Spüre nun, dass deine Füße Kontakt mit dem Boden haben … … … …

Nun möchte ich dich einladen, deine Aufmerksamkeit auf deinen Atem zu lenken … … …

Einfach mal in Ruhe und Sicherheit den Atem spüren ... ... wie er einströmt ... und wieder ausströmt ... ... ganz in deinem eigenen Rhythmus ... ... und genau so, wie er fließt, fließt er genau richtig ... Vielleicht etwas schneller oder auch etwas langsamer ... ...
Nimm einfach wahr, dass dein Körper atmet ... und dass sich dabei dein Brustkorb sanft bewegt ... ... du spürst, wie er sich beim Einatmen hebt ... ... und beim Ausatmen wieder senkt ... ...
Spüre, wie du vielleicht deinen Atem bis in den Bauchraum wahrnimmst ... ... und sich vielleicht auch die Bauchdecke beim Einatmen hebt ... ... und beim Ausatmen wieder senkt ... ...
In aller Ruhe ... in deinem Rhythmus ... ... dein Rhythmus, der genau richtig ist, ...
... und wenn du ganz genau hinspürst, ... kannst du womöglich wahrnehmen, dass sich auch deine Nasenflügel bewegen ... ... beim Einatmen ... ... und beim Ausatmen ... ...
... nimm all diese Bewegungen deines Körpers beim Einatmen ... und Ausatmen ... in aller Ruhe und Sicherheit wahr ... ... ganz geschützt und geborgen in deinem Atem ...
... und erlaube dir einfach, diese kleinen Bewegungen deines Körpers einfach einen Moment lang nur zu spüren ... ...
... und während ein Teil von dir sich womöglich entspannen kann und meinen Worten folgt, ... kann ein anderer Teil aufmerksam bleiben und gut auf dich aufpassen ... ... und du kannst so tief in diese Trance gehen, wie es hier und heute gut ist für dich ... Mit all dem Schutz, den du brauchst ... ... und vielleicht möchtest du nun Kontakt mit dem Boden, auf dem deine Füße stehen, ... und damit mit der Erde aufnehmen ... ... dir einfach erlauben, dich mit der Erde zu verbinden, ... die Erde, die uns alle trägt, ... die dich trägt, ... von Geburt an ... und auch schon davor ... die dir Heimat gibt ... schon ein Leben lang ... uns allen Heimat gibt ... die uns alle nährt ... die dich nährt ... dein Leben lang ... und vielleicht möchtest du der Erde danken, für alles, was sie dir gegeben hat ... für alles, was sie dir genau jetzt gibt ... ... für alles, was sie dir geben wird ... ...
Alles, was wir brauchen, kommt aus und von der Erde ... ... auch Heilung, die aus der Erde kommt, ...

Und du kannst dir erlauben, dich zu verbinden mit der Erde, ... mit deiner Erde ... und vielleicht möchtest du dir vorstellen, dass Wurzeln aus deinen Füßen wachsen ... ... tiefe breite und gesunde Wurzeln ... ... dich tief verbinden ... so, wie es gut und angenehm ist für dich ... ... dich tief verbinden ... nach unten in die Erde hinein, ... genau so, wie es für dich gut ist ... ...

... ...

... und vielleicht möchtest du dir einen Baum vorstellen,... ... einen Baum ... ganz kraftvoll und stark, ... der unter der Erde große starke und tiefe, gesunde Wurzeln hat, der so tief verwurzelt ist ... ... und einen festen Halt hat ... ... er ragt bis in den Himmel hinein ... ... und er ist gleichzeitig ganz fest verbunden ... ... mit seinen Wurzeln in der Erde

... ...

... je besser und stabiler ... und tiefer dieser Baum mit der Erde verbunden ist, ... desto mehr kann er in den Himmel wachsen ... ... immer weiter ... und sich öffnen ... sich öffnen fürs Universum ... ...

... ... die Wurzeln wachsen breiter ... und tiefer ... ... immer stabiler ... immer stärker ... und kraftvoller ... ...

... und so wie dieser Baum ... kannst auch du sein ... ...

... ... und wenn du magst, kannst du dich mit ihm verbinden ... ...

... so wie dieser Baum können auch wir uns verwurzeln ... ... tief und fest ... oder breit und stabil ... ... genau so, wie es für dich richtig ist ... ...

Erlaube dir ... dir vorzustellen, ... dass womöglich aus deinen Füßen, ... aus deinem Körper, ... was auch immer gut und richtig für dich ist ... Wurzeln wachsen ... vielleicht erst ganz zarte Wurzeln ... ... und vielleicht werden sie immer kräftiger ... ... oder sind schon gleich ganz kräftig und breitflächig angelegt ... ... und wachsen immer tiefer, und tiefer ... ... sodass du ganz stabil bist ... ... mit deinen Fußsohlen, die den Boden berühren und sich in der Tiefe verbinden ... ...

... und du kannst wahrnehmen, wie du von unten her stabil bist und getragen wirst ...

... ...

... und dass du dich irgendwann ... wie dieser starke und kräftige, tief verwurzelte Baum ... Richtung Himmel strecken ... und recken kannst ...

mit deinem Scheitel ... dich hinwenden kannst ... zum Universum ... ... zum Göttlichen ... ...

... von unten getragen ... und nach oben hin ... bist du frei und durchlässig ... ...

... und dir erlauben, dich zu verbinden ... mit der Energie des Göttlichen ... ... was auch immer das für dich bedeutet ... sei es Gott ... ... oder Jesus ... ... sei es die Mutter Maria ... ... oder die Engel, ... der Dalai-Lama ... ... oder Buddha ... oder als Bild für das Göttliche dein spiritueller Lehrer, ... die Natur, ... das Meer ... ... oder vielleicht die Berge ... oder etwas ganz anderes ... ...

... vielleicht möchtest du dich mit deiner Spiritualität verbinden ... ... mit deinem Glauben ... ... und die Kräfte, die spirituellen Energien bitten, hierherzukommen ... ... und sich mit dir zu verbinden ... ... dich zu unterstützen ... ... spirituelle Führer können dich begleiten ... und führen auf der Reise in deine innere Welt, ... vielleicht sind es Krafttiere ... ... oder Pflanzen ... ... oder etwas ganz anderes ... ...

Und du kannst Verbindung nach oben aufnehmen ... Verbindung zum Göttlichen ... und bist dabei mit den Füßen fest auf deine eigene Art verwurzelt in der Erde ... ...

... ...

Nun möchte ich dich einladen, dir einen Lichtkanal vorzustellen, einen Lichtkanal, der dich verbindet mit den höchsten Ebenen des Lichtes und der Liebe ... ... einen Lichtkanal, ... der dir erlaubt, dich mit deinen wahrhaftigen spirituellen Energien zu verbinden ... ... wie auch immer er dir erscheint, dein Lichtkanal, ... Er kann dich umhüllen mit wunderbarem Licht und göttlicher Energie ... ...

... ...

nimm dir all die Zeit, die du brauchst, in Verbindung zu gehen mit deinen spirituellen Kräften, was auch immer sich dir zeigt, ... es ist richtig ... ... du kannst es annehmen ... ...kannst dir erlauben, dich in deinem Lichtkanal mit ihnen zu umhüllen, ..., sodass du geschützt bist ... ... gestärkt bist ... . und all die göttliche Energie durch deinen Körper ... durch all deine Zellen, in deine Aura fluten darf ... ...

... ...

… … … … …

Und wenn du das Gefühl hast, dass diese Erfahrung für dich abgeschlossen ist, kannst du mit deiner Aufmerksamkeit langsam zurückkommen in den Raum, in dem du dich befindest, und all das, … was gut und richtig für dich und deinen Weg ist, … … in allen Zellen mit dir nehmen in deinen Alltag, … in dein Leben … und dir erlauben, es nutzen und genießen zu dürfen … … … …

Und wenn du so weit bist, kannst du langsam beginnen, deinen Atem zu spüren und wahrzunehmen, wie du kraftvoll einatmest … kannst beginnen, die Geräusche in deiner Umgebung wieder wahrzunehmen … Atmest tief ein … und kommst ganz langsam wieder in den Raum zurück … und ich zähle von 1–6 und bei 6 bist du wieder ganz hier, dein Kreislauf ist stabil … … 1 und 2 … tief einatmen … 3 und 4 … und bei 6 kannst du dich kräftig recken und strecken … und 5 … und 6 … und bist wieder ganz hier und hellwach … …

Eine spirituelle Licht-Trance zur Reinigung von Körper und Seele

Wann immer Sie den Wunsch nach mehr Gesundheit, Energie oder energetischer Reinigung haben, können Sie diese Licht-Trance zur Unterstützung nutzen, bei der eine Reinigung mit verschiedenfarbigem Licht im Zentrum steht.

Wir alle kennen es. Wir sind in einer Stadt oder an einem bestimmten Ort und fühlen uns plötzlich nicht mehr wohl. Es ist, als hätte dieser Ort, an dem wir uns befinden, eine sehr düstere oder niederdrückende Stimmung oder auch aggressive Atmosphäre, eine Art von negativer Energie. Das kann auch im Umgang mit bestimmten Menschen oder zum Beispiel in einer U-Bahn auftreten. Wir fühlen uns nicht wohl und haben dann womöglich auch den Eindruck, dass wir diese Energie mitnehmen. Manchmal fühlen wir uns vielleicht sogar wie beschmutzt. Wir würden uns am liebsten schütteln oder eine schnelle Dusche nehmen, um uns energetisch wieder gereinigt zu fühlen. Die meisten Menschen spüren das, haben aber in der Regel keine Möglichkeit, sich wieder von diesen unangenehmen Energien zu reinigen.

Beispielsweise kümmern sich Schamanen und Heiler unter anderem um den energetischen Zustand von Orten oder Personen. Sie kümmern sich nicht nur um die Heilung bei Trauma, sondern auch um die Reinigung von negativen

Energien, die nicht zu der Person gehören, sondern die sie irgendwo aufgenommen hat, z. B. von bestimmten Orten oder von anderen Menschen.

Auch nach einer Krankheit fühlen wir uns energetisch womöglich geschwächt und haben den Wunsch, uns von diesen Energien zu reinigen. Schon vor sehr langer Zeit war auch das Ausräuchern eines Hauses nach langer und schwerer Krankheit üblich. Auch heute wird es noch praktiziert. Wenn ein Mensch energetisch gereinigt wird, hat das aus meiner Erfahrung einen positiven Einfluss auf die Heilung von Körper und Seele. Deshalb möchte ich Ihnen diese Reinigungs-Trance vorstellen. Sie können sie selbst ausführen.

Anleitung zur »Licht-Trance zur Reinigung von Körper und Seele«

Diese Licht-Trance setzt sich aus zwei Teilen zusammen. Beim ersten Teil handelt es sich um die Anleitung zur Trance »Der Lichtkanal zur Verbindung mit spirituellen Energien« aus dem vorherigen Kapitel. Deshalb bitte ich Sie, diese Trance aus dem vorherigen Kapitel (S. 119) als Erstes aufzunehmen.

Bitte denken Sie daran, den letzten Absatz der Trance zum Zurückkommen in die Gegenwart beim Aufsprechen wegzulassen und unmittelbar nach dem Lichtkanal mit der hier abgedruckten Trance weiterzumachen.

Wenn Sie die beiden Trancen nacheinander hören, beträgt die Dauer insgesamt ca. 40 Minuten.

… nun möchte ich dich bitten, Verbindung nach oben aufzunehmen … … mit dem an deinem Scheitel … liegenden Kronenchakra … … Verbindung nach oben mit dem Universum … mit dem Göttlichen … aufzunehmen … …
Mit den Füßen fest in der Erde verwurzelt … … mit den Fußsohlen, die den Boden berühren … … und Halt geben … mit den Wurzeln in der Tiefe … … … … mit dem Kronenchakra mit dem Göttlichen verbunden … … mit deinen spirituellen Führern an deiner Seite … … sie können dich begleiten und führen auf dieser reinigenden Lichtreise durch deinen Körper … … … von unten stabil und getragen … und nach oben hin bist du frei und durchlässig … … …
Und vielleicht möchtest du dir oben auf deinem Kopf … auf deinem Scheitel … auf dem Kronenchakra … eine Art Trichter … vorstellen …

einen Trichter ... oder eine Blüte vorstellen ... ...
und nun bitte das Göttliche, das Universum, dich zu unterstützen ... ... und dir für die Reinigung, ... für die Reinigung deines Körpers, ... all deiner Zellen ... ... deiner Seele ... ... und vielleicht auch deiner Aura, ... für diese allumfassende Reinigung ... deines gesamten Energiesystems ... ... silbern glitzerndes Licht zu schicken ... ...
... und über diesen Trichter ... oder über diese Blüte ... ... über deinem Scheitel ... darf in dein Kronenchakra ... dieses Licht, ... dieses silbern glitzernde Licht ... einfließen ... ... über den Scheitel in den Kopf ... ... und alles durchströmen ... vom Kopf aus ... ... durch den ganzen Körper ... ... bis zu den Füßen. ... es darf alles lösen und reinigen ... ..., was gereinigt werden darf ... ... es wirbelt und ... ... löst ... und reinigt, ... alles, was geheilt werden darf in deinem Körper, ... in all deinen Zellen ... ... in deiner Seele ... und vielleicht auch in deiner Aura, ... in deinem gesamten Energiesystem ... ... silbern glitzerndes Licht, ... das löst ... und reinigt ... reinigt und löst, ... alles, was gelöst werden, alles, was gereinigt werden kann ... ...
... vom Kopf durch den ganzen Körper ... ... alle Körperempfindungen, ... Schmerzen, ... Emotionen, ... jede Zelle, ... jedes Körperteil, ... jedes Organ ... ... kann gereinigt werden ... ... und vielleicht strömt das silbern glitzernde Licht sogar um dich herum ... ...
... und es darf sich ausbreiten, ... überall dahin, wo es gebraucht wird, ... kann an diesen besonderen Stellen länger verweilen ... alles lösen ... und auch wirbeln ... und reinigen ... ...
vielleicht strömt es auch in die Arme, ... in die Beine ... ... dieses silbern glitzernde Licht ... ... vielleicht will es sich ausbreiten im Bauchraum ... ... im Brustkorb ... ... oder im Herzen ... ... um alles zu lösen ... zu wirbeln ... zu reinigen ... es strömt in alle Zellen ... und in alle Zell-Zwischenräume ... ... in alle Organe ... ... in die Muskeln ... ... in die Haut ... ... in alle Nervenbahnen ... ... in alle Knochen ... ... in alle Gelenke ... oder auch in die Wirbelsäule ... ... oder ganz woanders hin ... ... ganz angenehm und wohltuend ... ... erlaube dir ... ... und bitte das Göttliche, dich dabei zu unterstützen ... ..., dass das Licht, ... das silbern glitzernde Licht ...
genau an die Stellen strömen und verweilen darf, wo es guttut ... ... wo es

aufwirbelt … … löst … … und reinigt … … so lange es guttut … … … …
… und dieses Licht fließt dann über die Füße … … über die Fußsohlen …
… über die … Wurzeln ab in die Erde … … fließt über die Fußsohlen ab in die Erde … … … …
… und lass diesem Licht, … diesem silbern glitzernden Licht … all die Zeit, die es braucht … … um zu reinigen … … …
Und wenn alles silbern glitzernde Licht über deine Füße in die Erde abgeflossen ist, … und es alles gelöst und gereinigt hat, … was gelöst und gereinigt werden kann und seinen Platz findet … … … kannst du deine Aufmerksamkeit wieder auf deinen Scheitel, auf dein Kronenchakra richten … …
… und du kannst das Göttliche, deine spirituellen Energien, wer oder was das auch immer ist … bitten, dir nun violettes Licht zu schicken, violettes Licht, das alles verwandelt … und transformiert, … … …
Es verwandelt und transformiert Schmerzen … und Emotionen … verwandelt und transformiert alles, was es in deinem Körper … … in all deinen Zellen … … in deiner Seele … in deiner Aura und vielleicht auch in deiner Umgebung, … … alles, was es in deinem gesamten Energiesystem zu verwandeln und zu transformieren gilt … … …
Dieses violette Licht kann nun auch über diesen Trichter oder diese Blüte auf deinem Scheitel, deinem Kronenchakra … … in deinen Kopf und durch den ganzen Körper strömen … … … …
… und es fließt genau dorthin, wo es gebraucht wird … … dieses violette Licht, das transformiert und verwandelt … … …
Es kann sich ausbreiten in deinem Kopf … … und in deinem gesamten Körper … … in alle Zellen deines Körpers strömen … … in alle Zell-Zwischenräume … … in alle Organe … und Organ-Zwischenräume … … in alle Nervenbahnen … … in alle Knochen … …oder auch in die Wirbelsäule …
… in alle Gelenke … … vom Kopf … … über die Schultern … … in die Arme
… … in den Brustkorb … … in den Bauchraum … … in die Beine … … in alle Muskeln … … …
Dieses violette Licht kann sich ausbreiten in deiner Seele … … in deiner Aura, … … um deinen Körper herum … … in dein Energiefeld hinein … … kann alles transformieren und verwandeln, … … was gut ist für dich … …

für deinen Körper und deine Seele … …
… … und auch dieses Licht kann, wenn es dort angekommen ist, … über die Füße … … über die Wurzeln … … in die Erde abfließen … … all das violette Licht fließt über die Wurzeln in die Erde ab, findet dort einen Platz … und kann dort transformiert und verwandelt werden. … … …
Nimm dir all die Zeit, die du brauchst, bis all das violette Licht … über die Füße abgeflossen ist … alles fließt über die Fußsohlen ab in die Erde … … mit all der Zeit, die es braucht, … … … … … … … … …
Nun möchte ich dich einladen, das Universelle zu bitten, dir deine persönliche Heilfarbe über dein Kronenchakra zu schicken … … …
Wenn du möchtest, kannst du von 1 bis 5 zählen, und bei 5 kannst du dich überraschen lassen, … wie deine persönliche Heilfarbe aussieht, …1 … 2 … 3 … 4 … und 5 …
Und nun kann sich deine persönliche Heilfarbe zeigen … … … … … um dann über das Kronenchakra … über den Scheitel … über den Kopf … in deinen Körper zu fließen, … um alles zu heilen, was es in deinem Körper zu heilen gibt … … und was geheilt werden darf … … und bitte einfach das Göttliche, dass alles geheilt werden darf, … … was zu heilen ist … … … … … … … …
… und deine Heilfarbe strömt über den Trichter oder über die Blüte … … in den Kopf … … in den Körper, … … strömt in alle Zellen … … und in alle Zell-Zwischenräume … … strömt in den Hals, … … in den Brustkorb, … … in beide Arme … … in den Bauchraum, … … strömt in alle Organe … … …, die Heilung brauchen, … … … … … und in alle Organ-Zwischenräume, … … … in alle Nervenbahnen des Körpers, … … … in alle Knochen … … … und in alle Gelenke … … … … in die Wirbelsäule … … in alle Muskeln … … in die Haut, … … heilt alles, was es im Herzen zu heilen gibt … … … … heilt alle Schmerzen … … … … und Emotionen. … … … … und darf auch in deine Aura strömen … … … und sich ausbreiten in dem Raum um dich herum … … … … … dir erlauben, dass es dich einhüllt … … … und du darfst dir erlauben, einfach alles loszulassen … … loszulassen, mit dieser göttlichen Unterstützung, die bei dir ist, … … …
… und deine Heilfarbe strömt überall dorthin, wo sie gebraucht wird … … … … … überallhin, wo Heilung benötigt wird … … … …

..., wenn deine Heilfarbe alles getan hat, was getan werden musste ... dann kann auch sie über deine Füße ...... über die Fußsohlen ... ganz einfach ... abfließen ... ... über die Wurzeln ... ... in die Erde abfließen ... ... in die Erde, die uns trägt, und uns alles gibt, was wir brauchen, ... kann all diese Heilfarbe abfließen ... ... und dort ihren Platz finden und transformiert werden ... ... und sie kann dir helfen, dass du dir erlaubst ... ... jetzt und in allen Zeiten und an allen Orten ... ... dass es dir auf allen Ebenen gut gehen darf ... ...

Nimm dir all die Zeit, die du brauchst, ... bis auch dieses spirituelle Licht abgeflossen ist ... und vielleicht möchtest du noch irgendetwas über den Atem loslassen, indem du womöglich kräftig ausatmest ... ... und auch über das Ausatmen alles loslässt ... ...

Und wenn du so weit bist, möchtest du dich vielleicht innerlich bedanken, bedanken für diese Erfahrung, ... bedanken bei den spirituellen Kräften, die dich begleitet haben, ... bedanken für das Licht, ... für die Farben, ... die sie geschickt haben ... ... Bedanken für das Lösen und Reinigen ... das Verwandeln und das Heilen ... ...

dich bedanken bei der Erde ... für Ihre Unterstützung ... ...

dich bedanken für alles, was du bekommen hast ... und nutzen darfst in deinem Leben ... ... und vielleicht möchtest du dich noch bei deiner spirituellen Unterstützung bedanken ... ...

Und nun, wenn du so weit bist ... ... kannst du deine Aufmerksamkeit wieder auf deinen Atem lenken ... ... auf dein Einatmen ... ... um dich in aller Ruhe ... und mit all der Zeit, die du brauchst, von deinem Atem in diesen Raum zurückbegleiten zu lassen ...... und ich zähle gleich von 1 bis 5, und bei 5 bist du wieder ganz wach und fit und bist mit deiner Aufmerksamkeit wieder ganz hier ...

1 ... 2 ... du spürst deinen Körper wieder ... 3 ... atmest tief ein ... 4 ... und kannst dich bei 5 recken und strecken ... und 5 ... und reckst und streckst dich, dass der Kreislauf wieder in Schwung kommt ... und du wieder ganz wach im Hier und Jetzt bist ...

... und kehrst mit deiner Aufmerksamkeit bewusst in diesen Raum zurück und nimmst ihn mit deiner ganzen Aufmerksamkeit wahr ... und wenn du die Augen wieder öffnest, bist du frisch und wach ...

SELBSTHYPNOSE OHNE VORKENNTNISSE NUTZEN

In diesem Kapitel finden Sie die Selbsthypnose-Vorlagen, die Sie fast ohne Vorkenntnisse nutzen können.

Hilfreich wäre es sicherlich, wenn Sie sich zuvor das Kapitel »Ressourcenvolle Selbsthypnose« (S. 76) anschauen, da Sie dort Informationen zum Formulieren der Trancen und zur Aufnahme bekommen.

Folgende Selbsthypnosen können Sie ohne weitere Vorkenntnisse nutzen und für sich aufnehmen:

- Drei Trance-Induktionen mit dreifacher Funktion (S. 70 ff.)
  - »Das erweiterte Augenrollen«
  - Der Ablauf der Technik »5–4–3–2–1«
  - Die Technik »3 zu 1« oder die Bequemlichkeit unseres Gehirns
- »Starten und Bremsen in der Trance« (S. 80 ff.)
  - Trance-Anleitung zu »Ihr Atem ist ein Meister in Sachen Beruhigung«
  - Trance-Anleitung zu »Erden und verwurzeln«
- Online-Anhang 1: Trance-Anleitung zur gesamten Selbsthypnose »Innerer sicherer Ort«
- Trance-Anleitung zur Selbsthypnose »Die innere Kraft« (S. 99)
- Die Anleitung zur Ressourcen-Trance (S. 105)
- Die Anleitung zur Trance »Regenbogenhände« (S. 113)
- Trancen mit Unterstützung von spirituellen Energien (S. 118 ff.)
  - Anleitung zur Trance »Der Lichtkanal zur Verbindung mit spirituellen Energien«
  - »Eine spirituelle Licht-Trance zur Reinigung von Körper und Seele«

Einige dieser Trancen finden Sie auch als Audiodateien auf der Website zum Buch (siehe S. 4), weitere auf meiner Website ak-hypnose.de.

4 DIE KLOPFTECHNIK ODER DIE ENERGETISCHE PSYCHOTHERAPIE

In diesem Kapitel möchte ich die Energetische Psychotherapie vorstellen.[30] Die wichtigsten Grundlagen für das sogenannte Klopfen bilden das Meridiansystem aus der chinesischen Medizin und die dazugehörigen Akupunkturpunkte.

Fred Gallo, bei dem ich die Energetische Psychotherapie gelernt habe und der sie bis heute unterrichtet, Cary Craig und Roger J. Callahan haben den Grundstein für diese innovative und hocheffiziente Methode gelegt. Ein wichtiger Vertreter der heutigen Energetischen Psychotherapie ist im deutschsprachigen Raum Michael Bohne, der seine eigene Therapiemethode PEP entwickelt hat – PEP ist die Abkürzung für »Prozess- und Embodimentfokussierte Psychologie«. Hierbei kombiniert Bohne psychodynamische, systemische und hypnotherapeutische Strategien mit den Klopftechniken.

Im Folgenden möchte ich Ihnen zum einen zwei Varianten der Klopftechniken, die erweiterte Form der MET (Mittellinien-Energie-Technik) sowie die erweiterte Form der EFT (Emotional-Freedom-Technik), und zudem die dazugehörigen Methoden beschreiben, die unter anderem dazu dienen, die Energien im Körper zu harmonisieren. Ergänzend können Sie in der Online-Anlage (siehe S. 4) über Selbsterfahrungen mit der Energetischen Therapie nachlesen.

Eine kurze Einführung in die Energetische Psychotherapie

Die sogenannte Energetische Psychotherapie befasst sich mit dem körperlichen Energiesystem des Menschen und zeigt Techniken auf, wie sich die eigene Energie wieder ins Gleichgewicht bringen lässt. Eine Möglichkeit stellt hierbei das sogenannte Klopfen dar, bei dem man u. a. bestimmte Akupunkturpunkte des Körpers klopft, massiert bzw. einfach nur drückt oder hält, um den harmonischen Energiefluss im System wiederherzustellen. Das Klopfen wird mit tiefen Atemzügen, Überkreuzübungen, Augenbewegungen, Summen und Zählen kombiniert, wodurch in der Regel physische und psychische Entspannung eintritt.

Das Klopfen können Sie dabei sehr gut zur Selbsthilfe einsetzen, um beispielsweise Anspannung, Stress oder Ängste zu reduzieren, aber ebenso bei Erschöpfung oder depressiven Verstimmungen, um den Energielevel wieder zu erhöhen. Es kann der Prophylaxe dienen, jedoch auch bei konkreten Problemen genutzt werden, wie zum Beispiel zur Bearbeitung von unangenehmen Erinnerungen, die das Leben im Hier und Jetzt belasten. Auch im Hochleistungssport kommen häufig Klopftechniken zum Einsatz – sie dienen der Unterstützung des Trainings und stärken die Ziele und Visionen der Sportler.

Ein Klopfdurchgang dauert in der Regel nur einige Minuten, deshalb ist er sehr gut in den Alltag integrierbar. Dabei geht es gegenüber den eigenen Herausforderungen um eine liebevolle annehmende Haltung. Man soll also das Problem nicht »weg-klopfen« wollen, sondern stattdessen das eigene körperliche und seelische System unterstützen, sich in eine gute und hilfreiche Richtung zu regulieren und zu verändern.

Existieren blockierende oder selbstabwertende Gedanken, Selbstannahmen oder auch Gefühle, die u. a. eine unbewusste Selbstsabotage der eigenen Absichten bewirken können, sind die Klopftechniken dabei sehr hilfreich, sich dessen bewusst zu werden und sie auch im Sinne einer Heilung zu verändern.

Gefühle bestehen zu einem großen Teil aus Körperwahrnehmungen, aus diesem Grunde ist es verständlicherweise sinnvoll, den Körper bei der Veränderung von Emotionen mit einzubeziehen. Wie wir zudem wissen, beeinflusst unter anderem auch der eigene Körper unsere Gefühle. Die Körperhaltung, die Mimik oder die Haltung unserer Hände können dafür sorgen, dass es uns emotional besser oder schlechter geht: Wenn wir lächeln, auch wenn uns nicht danach zumute ist, verbessert das in der Regel die Stimmung. Dieser Effekt tritt sogar ein, wenn wir uns, um zu lächeln, nur einen Stift quer zwischen die Lippen legen. Die Rückkoppelung zwischen Mimik und Gefühl passiert automatisch, unmittelbar und ist kaum kontrollierbar.

DIE WIRKHYPOTHESEN FÜR DAS KLOPFEN

Für das Klopfen gibt es verschiedene Wirkhypothesen, von denen ich einige kurz vorstellen möchte.[31]

1. Bestimmte Akupunkturpunkte werden stimuliert. Dadurch werden auf den sogenannten Meridianen Energieblockaden gelöst. Meridiane oder auch Leitbahnen sind die in der traditionellen chinesischen Medizin (TCM) beschriebenen Kanäle des Körpers, in denen die Lebensenergie, das sogenannte Qi fließt. In der klassischen Akupunktur werden diese Punkte beispielsweise mit Nadeln oder Akupunkturpflastern, bei Akupressur mit Fingerdruck behandelt. In der Energetischen Psychotherapie werden diese Punkte entsprechend geklopft, massiert, gedrückt oder gehalten.
2. Durch die verschiedenen Tätigkeiten werden alte Kognitions-, Emotions- und Verhaltensmuster verstört und neue neuronale Netzwerke gebildet. Zuerst werden also die alten gewohnten Muster aktiviert und im Anschluss durch die verschiedenen Tätigkeiten wie Klopfen, Summen, Rechnen etc. neu verknüpft, sodass sie dann als andere hilfreichere Muster abgespeichert werden. Das entspricht der in der Einführung beschriebenen Neuroplastizität.

> Nehmen wir als Beispiel Anton, den Sie vielleicht schon aus der Einführung des Buches kennen, und seine Ängste in der Schule. Er denkt (Kognitionen), er sei ein Versager und unfähig, mathematische Themen zu verstehen, und fühlt (Emotionen) sich dabei minderwertig und hat Angst vor der Lehrerin und dem Abfragen. Er sitzt geduckt mit gesenktem Kopf, atmet flach und schnell (Verhalten). Das ist sein gewohntes Muster, aus dem heraus sich in seinem Gehirn bestimmte Verschaltungen von Nervenzellen entwickelt haben (neuronale Netzwerke). Diese Muster laufen völlig automatisiert ab. Wenn Anton nun die Akupunkturpunkte klopfen würde, während die beschriebenen Netzwerke feuern bzw. aktiviert sind, finden aufgrund der Plastizität des Gehirns neue Verknüpfungen statt, die in der nächsten Situation

> mit seiner Lehrerin und dem Matheunterricht andere Gefühle, Gedanken und Verhaltensweisen bewirken würden. Ein neues neuronales Netzwerk könnte bedeuten, dass er sich seines Wissens und seiner Fähigkeiten bewusst ist, sich entspannt und konzentriert den Aufgaben mit aufgerichteter Körperhaltung sowie einer ruhigen und tiefen Atmung zuwendet.

3. Durch die Erfahrung von Selbstwirksamkeit anhand des Klopfens wird das Belohnungssystem angesprochen, und es findet eine Hormonausschüttung der Glückshormone Serotonin und Endorphine statt. Zudem wird aufgrund der Selbstberührung das Bindungshormon Oxytocin ausgeschüttet, welches beruhigend wirkt.
4. Die verschiedenen Tätigkeiten, wie z. B. Klopfen und Augenbewegungen, wirken sich positiv auf das vegetative Nervensystem aus. Körper und Seele beginnen, sich zu entspannen, und dadurch wird der Stress automatisch reduziert, weil Stress und Entspannung nicht zur selben Zeit da sein können, was als reziproke Hemmung bezeichnet wird.

DIE WIRKSAMKEIT DER ENERGETISCHEN PSYCHOTHERAPIE

Als hoch wirksam erwies sich die Energetische Psychotherapie bei der Behandlung bestimmter Phobien und Ängste, sowie bei hoher körperlicher und psychischer Anspannung, Stress, Burn-out und Depression. Auch bei Traumafolgestörungen und Ess-Störungen, Schlafproblemen und Schmerzen zeigten sich Klopftechniken als effektiv. Schon sehr kurze Interventionen können zum Teil zu bedeutsamen und anhaltenden Besserungen führen. Auch im Sport werden Klopftechniken im Coaching zur Leistungssteigerung und zur Erhöhung der Motivation vielfach eingesetzt und von den Sportlern und Sportlerinnen erfolgreich angewendet.
Diese Methode ist hervorragend zur Selbsthilfe geeignet.

DIE KONTRAINDIKATIONEN FÜR DIE ENERGETISCHE PSYCHOTHERAPIE

Es gibt nur wenige Kontraindikationen für die Klopftechniken. Akute Phasen von Psychosen und Schizophrenie stellen eine solche Kontraindikation dar. Zudem ist der selbstständige Einsatz der Klopftechnik bei dem Erleben von Phasen einer schweren Depression oder hoch belastenden

Traumafolgestörungen womöglich kontraproduktiv. Bitte involvieren Sie in einem solchen Fall eine erfahrene Therapeutin.

Zusätzlich kann es bei dem Vorhandensein von schweren Traumatisierungen sein, dass Sie sich nicht wohlfühlen, wenn Sie bestimmte Akupunkturpunkte Ihres Körpers berühren. In diesem Falle testen Sie es einfach vorsichtig, indem Sie die Akupunkturpunkte der Reihe nach sanft berühren und später ggf. vorsichtig klopfen. Sollten sich einzelne Punkte unangenehm anfühlen, benutzen Sie diese anfänglich einfach nicht mehr. Konzentrieren Sie sich auf die Akupunkturpunkte, die Ihnen guttun, und markieren Sie sie vielleicht auf einer Kopie der Zeichnungen. Es ist gut möglich, dass Sie die Punkte im späteren Verlauf Ihrer Therapie wieder benutzen können. Also ist es ratsam, sie von Zeit zu Zeit erneut auszuprobieren.

Leiden Sie unter Zwängen, sollten Sie ebenfalls vorsichtig sein, da das Klopfen und das damit verbundene Bestreben, »das Klopfen richtig zu machen«, den Zwang verstärken und dadurch zu einer Verschlechterung der vorherrschenden Symptomatik führen kann.

Das Klopfen als Eintrittskarte in die Lösungswelt – die praktische Anwendung

Bei den Klopftechniken finden wir ein sehr strukturiertes Vorgehen, welches ich Ihnen hier erst mal vereinfacht vorstellen möchte.

Zu Beginn der Klopftechnik werden Vorübungen gemacht, die den Energiefluss im Körper harmonisieren sollen. Aus meiner Erfahrung ist es wichtig, diese Übungen durchzuführen, um die Effizienz der Klopftechniken zu erhöhen.

Daraufhin wird das Thema, das beklopft werden soll, aktiviert. Dadurch treten die belastenden Emotionen, Gedanken oder auch Glaubenssätze in den Vordergrund und werden uns bewusst.

Anschließend wird die Selbstakzeptanz hinsichtlich des Problems in den Vordergrund gestellt und gestärkt. Das ist sehr wichtig, da viele Menschen sich selbst wegen ihrer Probleme ablehnen. Die Voraussetzung für die Lösung des Problems ist allerdings, dass ich mich selbst mit dieser Schwierigkeit akzeptiere. Hier spricht man während des Klopfens von zwei bestimmten Punkten einen sogenannten Selbstakzeptanz-Satz laut aus. Nehmen wir als Beispiel wieder Anton. Der Satz kann bei ihm wie folgt lauten: »Auch wenn ich solche Angst in der Schule habe, liebe und akzeptiere ich mich so, wie ich bin.« Einen solchen Satz spricht man laut aus, während man den sogenannten Selbstakzeptanzpunkt und danach den Handkantenpunkt stimuliert.

Daraufhin wird das Thema wieder aktiviert, und es werden in beliebiger Reihenfolge die Akupunkturpunkte, abhängig vom eingesetzten Klopfprotokoll, geklopft, massiert, gedrückt oder gehalten, bis das aktivierte Thema entspannter wahrgenommen wird bzw. keine Belastung mehr auslöst.

Zum Abschluss der Klopfsequenz wird der sogenannte Integrationspunkt, ein Akupunkturpunkt auf dem Handrücken, geklopft, während man eine Abfolge aus Augenbewegungen, Summen sowie Zählen ausgeführt.

Die beschriebene Sequenz wird so lange wiederholt, bis beim Gedanken an dieses Ereignis bzw. Thema die Anspannung und der Stress abnehmen oder ganz verschwinden.

Sie haben die Möglichkeit, die Akupunkturpunkte zu klopfen, zu massieren, zu drücken oder nur zu halten. Der Einfachheit halber werde ich im folgenden Text und in den Anleitungen nur noch vom Klopfen sprechen, welches dann das Massieren, Drücken oder Halten der Punkte einschließt.

In den folgenden Kapiteln möchte ich Ihnen als Erstes die einleitenden Übungen, nämlich das Hook-up (auch Überkreuzsitz genannt) und die Gebetsposition (auch Fingerberühr-Übung genannt) vorstellen. Danach erläutere ich die sogenannten Umkehrungspunkte. Im Anschluss wird eine erweiterte Form der Mittellinien-Energie-Technik (MET) beschrieben, eine sehr schnell zu erlernende und übersichtliche Kurzform der Klopftechniken. Wenn Sie diese beherrschen, können Sie zu einer längeren Klopfsequenz, zu einer erweiterten Form der Emotional-Freedom-Technik (EFT) übergehen. Zum Abschluss stelle ich Ihnen die exotisch klingende 9-Gamut-Serie vor, die dazu dient, das zu bearbeitende Thema zu integrieren. Außerdem erläutere ich das Augenrollen, welches zum Ausklang eine sehr entspannende Wirkung hat. Zudem können Sie das Klopfen nutzen, um eine positive Affirmation zu stärken und zu integrieren.

Probieren Sie diese Übungen nacheinander anhand einer kleinen Herausforderung oder vielleicht nur mit dem momentanen Zustand aus, sodass Ihnen die einzelnen Module schrittweise vertraut werden, ohne dass Sie von Ihrem Thema zu sehr in Anspruch genommen und abgelenkt werden.

Wichtig ist auch zu wissen, dass Sie jede dieser Übungen auch für sich allein zur Entspannung, zur Beruhigung oder auch zur Energiegewinnung nutzen können.

Sie finden zu allen Übungen Fotos und genaue Beschreibungen, die den Ablauf illustrieren. Im Online-Anhang des Buches finden Sie die zusammengefassten Anleitungen mit allen Modulen der erweiterten MET und der erweiterten EFT (siehe S. 4); auf der Website ak-hypnose.de gibt es zwei Videos mit Anleitungen zu den hier vorgestellten Klopftechniken.

WASSER TRINKEN

Ausreichend Wasser getrunken zu haben ist eine wichtige Voraussetzung für die Verbesserung psychischer Blockaden und auch für die Wirksamkeit des Klopfens. Trinken Sie vor Beginn ein Glas Wasser. Sollte sich das Thema, das Sie bearbeiten möchten, durch das Klopfen nicht verändern, könnte es helfen, noch mehr Wasser zu trinken.

DIE SKALIERUNG DES PROBLEMS

Zu Beginn ist es wichtig, dass Sie sich auf das zu bearbeitende Problem oder Thema fokussieren und sich innerlich darauf einstimmen. Das kann unangenehm sein, weil all die Gefühle, Gedanken sowie Körperempfindungen, die damit zusammenhängen, nun aktiviert werden. Aber je unangenehmer die Wahrnehmungen sind, desto wichtiger ist es, sie zu verändern!

Wenn Sie sich darauf konzentriert haben, können Sie nun den sogenannten subjektiven Belastungsgrad bestimmen, der in der Fachwelt SUD genannt wird (»subjective units of disturbance«). Null steht hierbei für »überhaupt keine Belastung« und zehn steht dafür, »maximalen, kaum auszuhaltenden Stress« zu empfinden.

Machen Sie sich nicht zu viele Gedanken über die richtige Skalierung. Sie soll nur Ihrer Unterstützung dienen, damit Sie feststellen können, ob und welche Veränderungen beim Klopfen stattgefunden haben. Im Zweifelsfall ist der erste Wert, der Ihnen in den Sinn kommt, wenn Sie sich auf das herausfordernde Problem einstimmen, der Wert Ihrer Wahl.

Nehmen wir als Beispiel wieder Anton. Er beklopft die für ihn als sehr stressig erlebte Situation, dass sein Chef ihn häufig anschreit. Die Belastung, die er bei der Erinnerung an diese Situation empfindet, beschreibt er mit einem SUD = 9. Am Ende aller Klopfsequenzen hatte er einen SUD = 0 und damit sein Ziel erreicht.

DAS HOOK-UP ODER DER ÜBERKREUZSITZ

Als Einleitung der Klopftechnik wird das sogenannte Hook-up (auch Überkreuzsitz genannt) durchgeführt. Bei dieser Technik werden wechselseitig beide Hirnhälften durch die Überkreuzpositionen, die man einnimmt, aktiviert. Gleichzeitig stimuliert man mit der Zunge am Gaumen einen Akupunkturpunkt für Energie.

Bei Disharmonie des Nervensystems, wie es beispielsweise bei Ängsten der Fall ist, reguliert das Hook-up, harmonisiert den Energiefluss im Körper und unterstützt, dass das Klopfen der Akupunkturpunkte wirksam ist. Das Hook-up führt meist sehr schnell zur Beruhigung und Entspannung, was die Selbstwirksamkeit erhöht. Aus diesem Grunde ist es hilfreich und sehr wichtig, diese Übung in den Ablauf des Klopfens zu integrieren.

Wenn wir unter Stress stehen, sind die beiden Hirnhälften nicht mehr gut in Kontakt. Sie schotten sich regelrecht ab. Durch die sich überkreuzenden Positionen beim Hook-up beginnen die Hemisphären wieder zu kommunizieren. Dadurch werden emotionale und rationale Erinnerungen wieder besser miteinander verknüpft. Das ermöglicht dann durch die Umstrukturierung der Erinnerungen eine schnellere Auflösung negativer Assoziationsmuster (S. 132), und Sie bleiben stabiler innerhalb Ihres Stress-Toleranz-Fensters bzw. gelangen schneller wieder dorthin zurück (S. 32).

Das Hook-up ist auch ganz hervorragend als einzelne Übung zur Stabilisierung, Beruhigung, Entspannung, aber auch bei Erschöpfung zur Regulation der Energie einsetzbar.

Auf den Fotos[32] sehen Sie, wie Sie in die Position des Hook-up gelangen (Abb. 11). Im Anschluss finden Sie die Beschreibungen für das Hook-up.

Bitte beachten Sie ebenfalls den Schritt 7, in dem der genaue Ablauf der zur Körperhaltung gehörenden Atemtechnik beschrieben wird. Diese Übung wirkt ebenso ausgleichend auf das Energiesystem und kann unterstützen, ausgeglichener und konzentrierter zu sein.

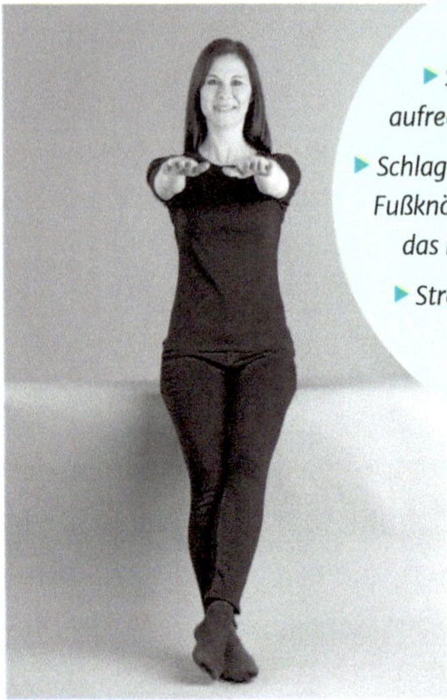

SCHRITT 1

- *Setzen Sie sich in eine aufrechte und bequeme Position.*
- *Schlagen Sie die Beine in Höhe der Fußknöchel übereinander, und zwar das linke über das rechte Bein.*
- *Strecken Sie Arme und Hände vor dem Körper aus.*

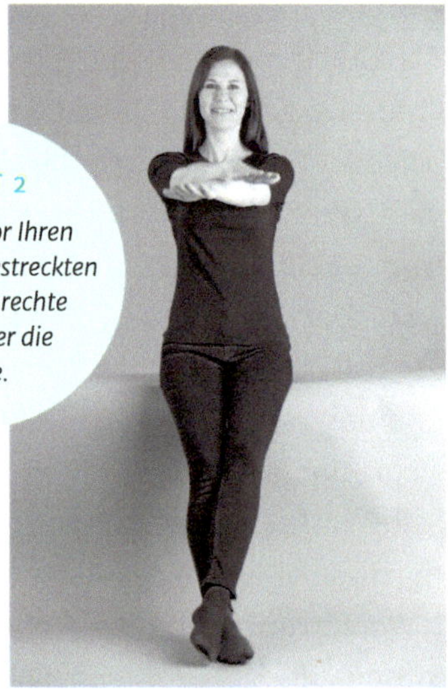

SCHRITT 2

- *Legen Sie vor Ihren Körper mit gestreckten Armen die rechte Hand über die linke.*

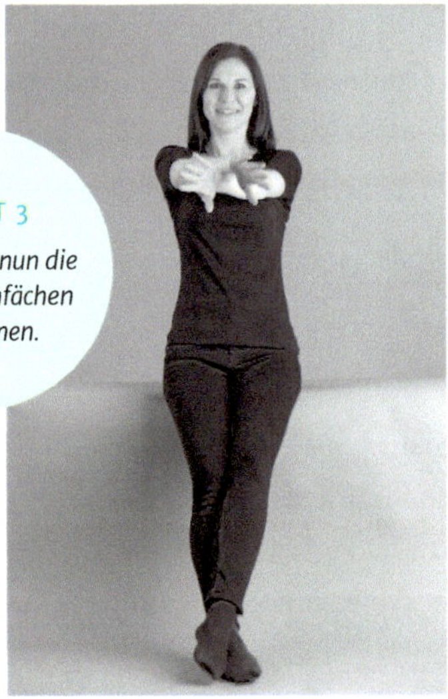

SCHRITT 3

- *Bringen Sie nun die Handinnenfächen zusammen.*

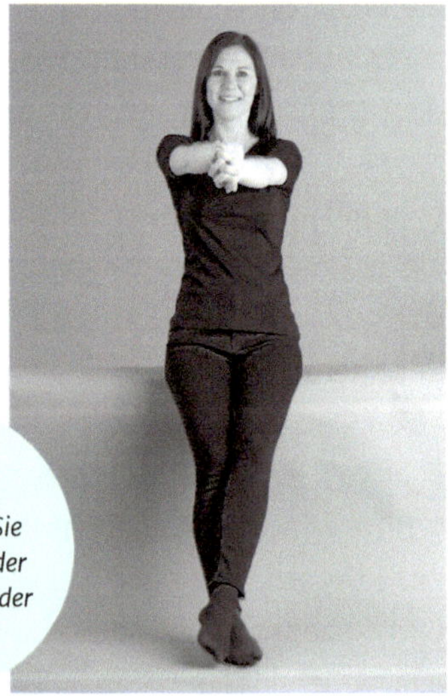

SCHRITT 4

- *Verschränken Sie die Finger beider Hände ineinander*

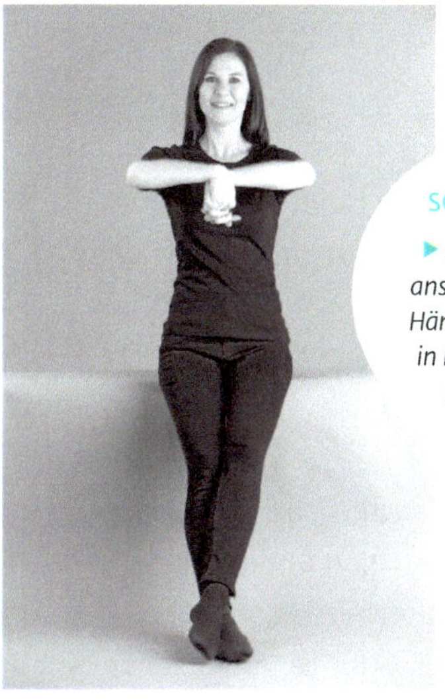

SCHRITT 5

▶ Drehen Sie anschließend Ihre Hände nach unten in Richtung ihres Brustkorbs.

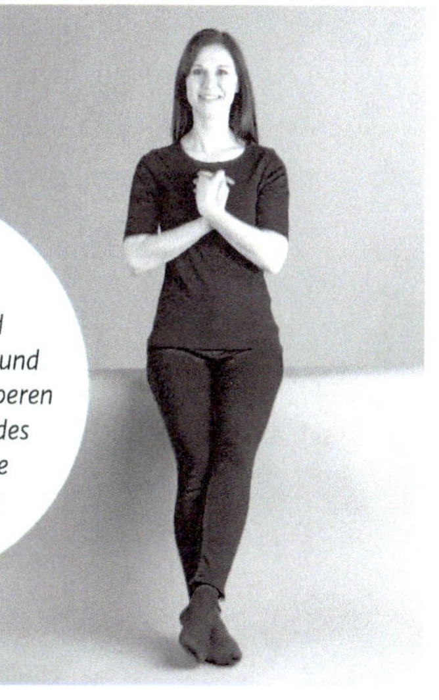

SCHRITT 6

▶ Führen Sie Arme und Hände zum Körper hin und lassen Sie sie auf dem oberen Brustkorb, unterhalb des Kinns, in einer für Sie bequemen Haltung ruhen.

SCHRITT 7:

▶ Schließen Sie in der beschriebenen Position Ihre Augen.

▶ Atmen Sie tief ein und aus.

▶ Beim Einatmen mit geschlossenem Mund berührt die Zungenspitze dabei leicht den Gaumen direkt hinter den Schneidezähnen.

▶ Beim Ausatmen mit offenem Mund schwebt die Zunge frei und entspannt im Mundraum.

▶ Entspannen Sie sich und atmen tief und lange ein und aus.

▶ Bleiben Sie 2 Minuten oder länger in dieser Position.

Abb. 11: So gelangen Sie in die Position des Hook-up bzw. des Überkreuzsitzes (Fotos: ©Albert Niedermeyr)[33]

DIE GEBETSPOSITION ODER FINGERBERÜHR-ÜBUNG

- Hierbei stehen die Füße nebeneinander, und die Hände sind in eine Art Gebetshaltung zueinander geführt, sodass sich nur die einander entsprechenden Fingerspitzen der beiden Hände berühren, wobei die Oberarme mit den Ellenbogen seitlich nah am Körper sind (s. auch Abb. 12).
- Schließen Sie Ihre Augen.
- Beim Einatmen durch die Nase berührt nun auch wieder die Zunge den Akupunkturpunkt für Energie am Gaumen direkt hinter den Schneidezähnen, und der Atem fließt sanft durch den Körper.
- Beim Ausatmen aus dem Mund liegt oder schwebt die Zunge entspannt im Mundinnenraum.
- Auch diese Übung wird mit langen, sanften und tiefen Atemzügen ca. 2 Minuten durchgeführt und dient der Zentrierung und Fokussierung. Bei Bedarf können Sie natürlich auch länger in dieser Haltung entspannen.

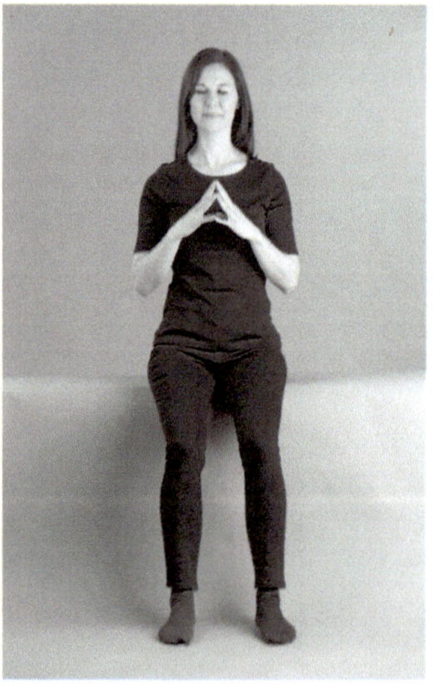

Abb. 12: Die Gebetsposition oder Fingerberühr-Übung

Die Selbstakzeptanz oder die Umkehrungspunkte

Mittels der sogenannten Umkehrungspunkte wird die Selbstakzeptanz in Bezug auf das Problem in den Vordergrund gestellt.

Häufig akzeptieren wir uns selbst nicht, wenn wir ein Problem haben, das wir nicht lösen können und das uns immer wieder quält. Zum einen belastet uns das Problem an und für sich, und zum anderen fühlen wir uns nun auch noch unfähig und wenig selbstwirksam, weil wir dieses Problem nicht lösen können. An dieser Stelle entwickelt sich das ganze Unterfangen zum Paradoxon.

Möchte ich nämlich ein innerpsychisches Problem lösen, gibt es eine wichtige Voraussetzung dafür. Diese Voraussetzung ist die Selbstannahme – und zwar, mich selbst als Person mit genau diesem Problem anzunehmen. Lehne ich mich ab, weil ich dieses Problem habe, steigt die Belastung an. Mithilfe der hier genutzten Selbstakzeptanz-Sätze und der passenden Akupunktur-Punkte, die stimuliert werden sollen, kann man die Wahrscheinlichkeit der Selbstannahme steigern und damit auch die Chance, diese Herausforderung zu meistern und hinter sich zu lassen.

> Ich möchte das an einem Beispiel illustrieren. Wir können uns noch einmal auf Anton aus der Einleitung beziehen. Er hat Schwierigkeiten in der Schule und große Probleme mit seiner Lehrerin, die ihn abgewertet hat. Infolgedessen hat er massive Versagensängste entwickelt. Aufgrund dieser Ängste, der Nervosität und des Stresses, den er erlebt, kann er sich verständlicherweise erst recht nicht konzentrieren und sein Wissen abrufen. Eigentlich hat er das Wissen und wertet sich nun für seine Ängste und die Nervosität ab, da er es so empfindet, dass diese ihn stören und die Situation verschlechtern. Er wird nun auch noch immer wütender auf sich selbst. Durch diese Selbstabwertung und den neuen Stress, der dadurch entsteht, steigt die Belastung, es geht ihm schlechter und schlechter, und die Blockaden werden stärker.
>
> Würde er nun stattdessen liebevoll mit sich umgehen und akzeptieren, dass er durch diese Abwertungen seiner Lehrerin noch mehr unter Stress gerät, kann man sich vorstellen, dass er insgesamt entspannter wäre, weil wenigstens einer liebevoll mit ihm umgeht – nämlich er selbst. Je freundlicher und liebevoller er in dieser belastenden Situation zu sich selbst ist, desto höher ist die Wahrscheinlichkeit, dass sich seine Blockaden, die Ängste und Nervosität zum Positiven hin verändern.

Das ist ein bisschen so wie bei einem Kind, das Angst hat. Wertet man es dafür ab und schimpft es, wird die Angst sicherlich schlimmer werden. Wir wissen, dass wir uns liebevoll um ein ängstliches Kind kümmern sollten. Im Grunde gelten dieselben Regeln für uns. Es ist, als hätten wir ein ängstliches oder wütendes, gestresstes oder verzweifeltes Kind in uns, das nicht auch noch für seine Empfindungen geschimpft und abgewertet werden möchte, sondern getröstet und geliebt werden will. In diesem Sinne ist es hilfreich, dass auch wir uns um unsere verzweifelten, traurigen, gelähmten oder auch wütenden Seiten liebevoll kümmern und uns selbst so annehmen, wie wir in diesem Augenblick sind.

Es ist so, als würden wir mit mehreren Personen in einem Ruderboot fahren. Wenn einer über Bord geht, dann helfen wir ihm natürlich wieder ins Boot. Und dieses Boot der eigenen Persönlichkeit fährt nur weiter in Richtung Lösung, wenn alle Personen – sprich alle Anteile bzw. alle Gefühle und Empfindungen – mit an Bord sind. Deshalb sind die Umkehrungspunkte zur Selbstakzeptanz bei den Klopftechniken ein sehr wichtiger Aspekt, den es zu nutzen gilt.

DIE POSITIONEN DER UMKEHRUNGSPUNKTE

Zwei Umkehrungspunkte werden in der Regel besonders hervorgehoben und in den meisten Beschreibungen über Energetische Psychotherapie genannt. Es handelt sich dabei um den sogenannten Selbstakzeptanzpunkt[34] (Abb. 13) und den Handkantenpunkt (Abb. 14).

Bei dem Gewebe des Selbstakzeptanzpunktes handelt es sich ausnahmsweise nicht um einen Akupunkturpunkt, sondern um einen sogenannten neurolymphatischen Reflexpunkt, der bei den meisten Menschen auf Berührung leicht schmerzempfindlich reagiert. Eine Besonderheit ist, dass bei der Stimulierung dieser Region das Bindungshormon Oxytocin ausgeschüttet wird. Es hilft, den Stress zu regulieren, beruhigt und sorgt für Entspannung. Deshalb ist es in angespannten Situationen immer sinnvoll, den Selbstakzeptanzpunkt, wie unten beschrieben, zu berühren.

- Selbstakzeptanzpunkt (SP): Es handelt sich dabei um eine schmerzempfindliche Stelle auf der linken Seite des Brustkorbs zwischen der 2. und 3. Rippe oberhalb der Brust und unterhalb des Schlüsselbeins. **Achtung:** Nur dieser Punkt wird im Uhrzeigersinn Richtung linker Schulter massiert.

- Handkantenpunkt (HK): Er liegt auf der Falte, die sich auf der Handkante bildet, wenn man eine Faust macht, ca. 1–2 cm vom Beginn des kleinen Fingers entfernt. Sie können wählen, an welcher Hand Sie den Punkt stimulieren möchten. Dieser Punkt wird geklopft.

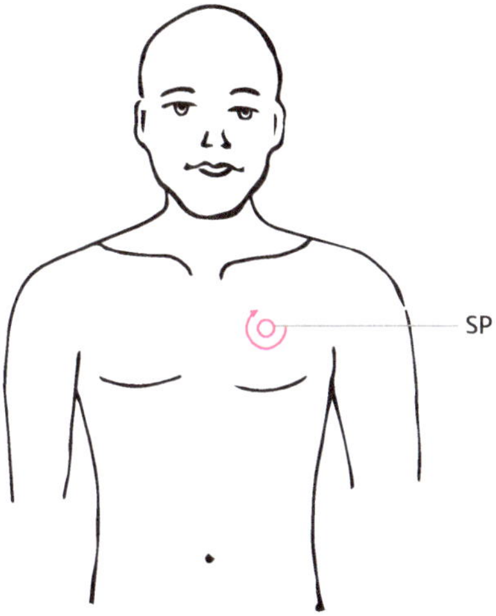

Abb. 13: Der Selbstakzeptanzpunkt (SP, immer links), der im Uhrzeigersinn massiert wird[35]

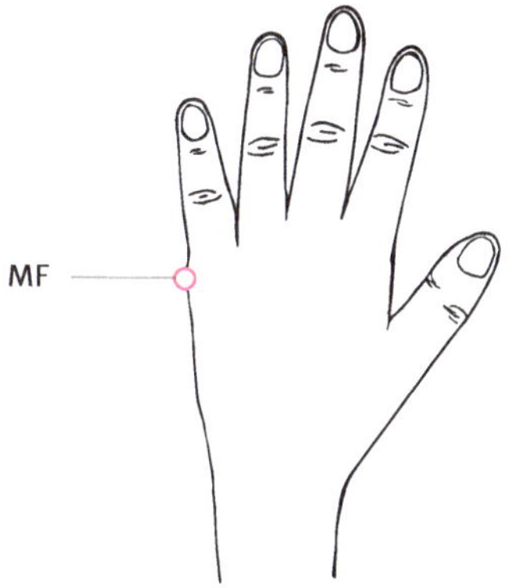

Abb. 14: Der Handkantenpunkt (HP), der geklopft wird

Während man nacheinander den Selbstakzeptanzpunkt im Uhrzeigersinn massiert und den Handkantenpunkt klopft, sagt man sich nun selbst Sätze zur Selbstannahme bzw. Selbstakzeptanz. Es gibt bestimmte Vorgaben zu diesen Selbstakzeptanz-Sätzen, die allerdings auch, abhängig von den eigenen Bedürfnissen, variabel sind und auch verändert werden dürfen.

Im Folgenden finden Sie die gängigen Vorlagen für Selbstakzeptanz-Sätze:

- »Auch wenn ich (dieses Problem) (aus welchem Grund auch immer) habe, liebe (mag) und akzeptiere ich mich, wie ich bin.«

oder

- »Auch wenn (dieses Problem) aus welchem Grund auch immer für den Rest meines Lebens immer wieder auftreten wird, liebe (mag) und akzeptiere ich mich so, wie ich bin«.

Statt »dieses Problem« benennt man jeweils sein eigenes Problem, das man gerade bearbeitet. Wenn es einem aus irgendwelchen Gründen angenehmer sein sollte, kann man natürlich auch positive Formulierungen bei den Selbstakzeptanz-Sätzen nutzen, wie beispielsweise statt »... auch wenn ich

Angst habe« die Formulierung »... auch wenn ich mich noch nicht so sicher fühle«.

Diese Akzeptanzsätze sagt man dreimal vor sich hin, während man zum einen den ersten Umkehrungspunkt (den Selbstakzeptanzpunkt) einige Zeit im Uhrzeigersinn in Richtung linker Schulter massiert und danach den zweiten Umkehrungspunkt (den Handkantenpunkt) mindestens 10–15 Sekunden klopft.

Bei diesen Sätzen gibt es einerseits einen emotionalen Aspekt, weil ich »... liebe ich mich oder mag ich mich« ausspreche, und andererseits einen kognitiven Aspekt, weil ich mir selbst sage »... akzeptiere ich mich«. So ergibt sich eine Verarbeitung auf verschiedenen Ebenen.

Zu Beginn mag es etwas seltsam klingen, diese Sätze auszusprechen. Manchmal ist es auch leichter, diese Sätze nur zu denken. Probieren Sie es einfach aus. Sollte es innerlich zu viel Widerstand gegen diese Sätze geben, dann verändern Sie sie einfach so, dass Sie sich damit wohlfühlen. Aber setzen Sie nach Möglichkeit in irgendeiner Form ein, weil sie eben auf verschiedenen Ebenen einen sehr positiven Effekt haben.

DIE KLOPFSEQUENZEN DER ERWEITERTEN MET UND ERWEITERTEN EFT

Die sogenannte Energetische Psychotherapie und damit auch die Mittellinien-Energie-Technik (MET) habe ich bei dem Amerikaner Fred Gallo kennengelernt, der maßgeblich daran beteiligt war, die Energetische Therapie und damit auch die Klopftechniken in Deutschland bekanntzumachen. Er hat die MET aus einer anderen Technik heraus entwickelt, der sogenannten »negative affect erasing method« (NAEM), die neben der Emotional-Freedom-Technik (EFT) zu den fünf wichtigsten Techniken der Energetischen Psychologie gehört.

Abhängig von der jeweiligen Klopfsequenz, die man wählt, klopft man bei der hier vorgestellten erweiterten MET nur 4 und bei der erweiterten EFT 14 Akupunkturpunkte in einer beliebigen Reihenfolge.

Die Punkte werden einige Sekunden lang oder 10- bis 15-mal geklopft, während Sie an das Problem denken oder es laut aussprechen. Wenn Sie das Bedürfnis haben, einen oder mehrere Akupunkturpunkte länger zu klopfen, können Sie das natürlich tun.

In der Literatur finden Sie, dass es ausreichend ist, nur eine Körperseite zu klopfen, da die meisten Akupunkturpunkte auf beiden Körperseiten auftauchen. Ich persönlich ziehe es vor, die Akupunkturpunkte auf beiden Körperhälften zu klopfen. Es ist für mich stimmiger, da es beispielsweise sowohl im Yoga als auch im Feldenkrais üblich ist, beide Seiten einzubeziehen. Meine Erfahrungen damit sind gut, und ich möchte Sie darin bestärken, dass Sie bei allem, was Sie in Ihrem Leben lernen und anwenden, überprüfen, ob – und wenn ja, in welcher Form – es Ihnen guttut, um dann entsprechend im Sinne Ihres physischen und psychischen Wohlbefindens zu entscheiden.

DIE ERWEITERTE MITTELLINIEN-ENERGIE-TECHNIK (MET)

Im Gegensatz zu Fred Gallo nutze ich bei der MET auch die Energieübungen und die Umkehrungspunkte und nenne sie deshalb »erweiterte MET«. Die Methode ist also eingebettet in die zuvor beschriebenen Energieübungen und die Integrationstechnik, die ich im Folgenden erläutere. Eine Kurzform der Anleitung zur erweiterten MET finden Sie im Online-Anhang 2 (siehe S. 4); auf der Website ak-hypnose.de gibt es eine Videoanleitung.
Bei der erweiterten MET klopft man nur 4 Akupunkturpunkte, die in einer geraden Linie von dem Punkt zwischen den Augenbrauen, also vom dritten Auge, über einen Punkt unter der Nase und unter der Lippe bis zur Mitte des Brustbeins zum Thymuspunkt verlaufen.

Die Akupunkturpunkte der erweiterten MET

Die genauen Positionen und die deutschen Abkürzungen der 4 Akupunkturpunkte der MET, die sich nach der Lage am Körper orientieren, finden Sie hier beschrieben (s. Abb. 15).

Ebenso habe ich der Vollständigkeit und der Übersichtlichkeit halber die Namen der dazugehörigen Meridiane bzw. der Gefäße sowie die Abkürzung des Akupunkturpunktes in der chinesischen Medizin hinzugefügt, da sie sich von den deutschen Abkürzungen der Energetischen Psychotherapie unterscheiden.

Für das Klopfen an und für sich sind nur die deutschen Abkürzungen und die Lage der Akupunkturpunkte entscheidend.

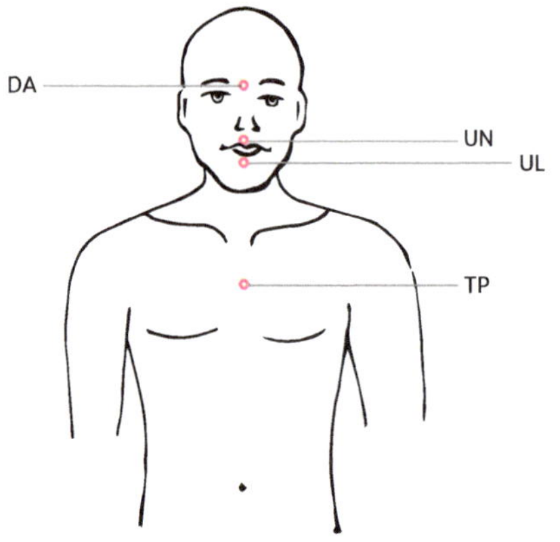

Abb. 15: Die Klopfpunkte der MET:
DA = das dritte Auge, UN = unter der Nase,
UL = unter der Lippe, TP = Thymuspunkt

1. **DA: das dritte Auge**
   Der Punkt befindet sich zwischen den Augenbrauen. Er liegt auf dem Bereich der Stirn, der Glabella genannt wird.
   Er liegt auf dem sogenannten Gouverneursgefäß (GG) zwischen dem 24. und 25. Akupunkturpunkt, weswegen sich auch die Akupunkturpunktbezeichnung GG24.5 eingebürgert hat.
2. **UN: unter der Nase**
   Dieser Punkt befindet sich mittig zwischen Nase und Oberlippe.
   Er ist ebenfalls auf dem Gouverneursgefäß zu finden und hat die Akupunkturpunktbezeichnung GG26.
3. **UL: unter der Lippe**
   Der Akupunkturpunkt befindet sich in der Vertiefung zwischen dem unteren Rand der Unterlippe und dem Kinn.
   Er befindet sich auf dem Zentralgefäß (ZG) und hat die Akupunkturpunktbezeichnung ZG24.
4. **TP: Thymuspunkt**
   Dieser Punkt befindet sich auf der oberen Hälfte des Brustbeins und in Höhe der Thymusdrüse.
   Dieser Punkt liegt ebenfalls auf dem Zentralgefäß und hat die Akupunkturpunktbezeichnung ZG20.

Fokussieren Sie sich nun auf das Thema, das Sie bearbeiten möchten, und schätzen Sie den subjektiven Belastungsgrad (SUD), der zwischen 0 und 10 liegt, erneut ein. Daraufhin werden die vier beschriebenen Akupunkturpunkte in beliebiger Reihenfolge jeweils mindestens 10–15 Sekunden lang geklopft, gedrückt, massiert bzw. gehalten. Währenddessen fokussieren Sie sich auf das zu klopfende Thema. Sie können daran denken oder es auch laut aussprechen.

Sie wiederholen diese Klopfsequenz so lange, bis der Wert des Belastungsgrads zwischen 0 und 2 liegt.

Während Sie das Problem beklopfen, können auch andere Aspekte des gewählten Themas auftauchen, die Sie dann einfach in den Klopfprozess und die Skalierung der Belastung integrieren (s. S. 156).

Sollte es keine Veränderung geben, können Sie die Sequenz der zuvor beschriebenen Umkehrungspunkte wiederholen oder etwas Wasser trinken. Stagniert die Belastung trotz dieser Maßnahmen, können Sie die Integrationsübung 9-Gamut-Serie einsetzen (s. S. 151) oder auch die Klopfpunkte der erweiterten EFT nutzen, um die Belastung zu reduzieren (s. S. 148).

Die Klopfsequenz wird abgeschlossen mit der Integration 9-Gamut-Serie und ggf. mit den später beschriebenen positiven Affirmationen erweitert.

DIE ERWEITERTE EMOTIONAL-FREEDOM-TECHNIK (EFT)

Bei der erweiterten EFT findet man die grundlegenden Behandlungspunkte der Energetischen Psychotherapie (Abb. 16). Man beginnt mit den oben beschriebenen Energieübungen, führt daraufhin die Klopfsequenz durch, um dann mit den weiter unten beschriebenen Integrationsübungen abzuschließen bzw. noch die positive Affirmation einzusetzen.

Bei der EFT, der Emotional-Freedom-Technik, gibt es nur 13 Akupunkturpunkte. Ich persönlich möchte, ebenso wie Michael Bohne in seiner Technik des emotionalen Selbstmanagements, den Akupunkturpunkt »Thymuspunkt« hinzufügen. Er liegt über der Thymusdrüse, die sich direkt hinter dem Brustbein befindet.

Die Thymusdrüse ist in der Entwicklung unter anderem wichtig für das Immunsystem. Das Wort Thymus leitet sich aus dem griechischen »thymos« ab, was Lebensenergie bedeutet. Da die Aktivierung dieses Punktes erfahrungsgemäß zu mehr Energie führt, habe ich ihn auch in die EFT integriert und spreche nun von der »erweiterten EFT«.

Die Anzahl der im folgenden Text genannten Akupunkturpunkte bezieht sich lediglich auf die Klopfsequenz und nicht auf alle Punkte der kompletten

Technik (inklusive der Umkehrungspunkte und des Integrationspunkts).

Eine Kurzform der Anleitung der erweiterten EFT finden Sie im Online-Anhang 2 (siehe S. 4); auf der Website ak-hypnose.de gibt es eine Videoanleitung.

Die Akupunkturpunkte der erweiterten EFT

Im Folgenden beschreibe ich Ihnen die genauen Positionen und die deutschen Abkürzungen der 14 Akupunkturpunkte der erweiterten EFT, die sich nach der Lage am Körper orientieren. Ebenso habe ich auch hier der Vollständigkeit und Übersichtlichkeit halber die Namen der dazugehörigen Meridiane bzw. der Gefäße sowie die Abkürzung des Akupunkturpunktes in der chinesischen Medizin hinzugefügt, da sie sich von den deutschen Abkürzungen der Energetischen Psychotherapie unterscheiden.

Für das Klopfen sind nur die deutschen Abkürzungen und die Lage der Akupunkturpunkte entscheidend. Eine Zeichnung illustriert die Lage der Akupunkturpunkte der erweiterten EFT.

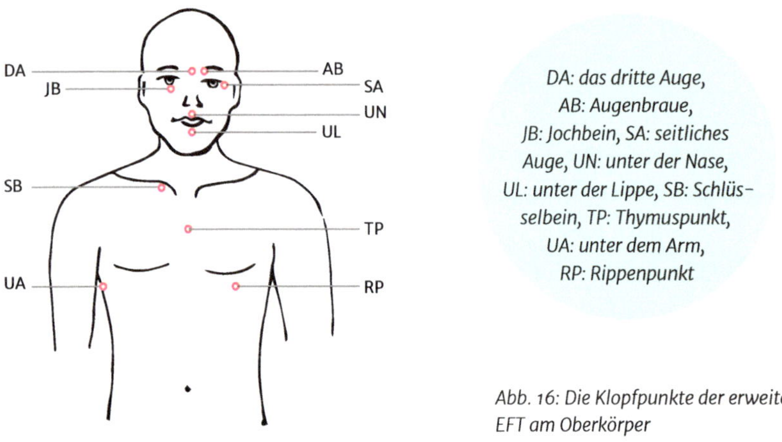

Abb. 16: Die Klopfpunkte der erweiterten EFT am Oberkörper

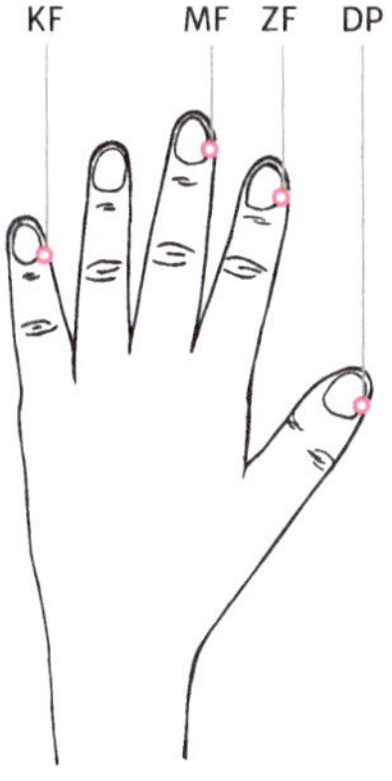

DP: Daumenpunkt,
ZF: Zeigefingerpunkt,
MF: Mittelfingerpunkt,
KF: Kleiner-Finger-Punkt

Abb. 17: Die Klopfpunkte der erweiterten EFT an der Hand

Die Beschreibung der Akupunkturpunkte der erweiterten EFT

1. **DA: das dritte Auge**
   Der Punkt befindet sich mittig zwischen den Augenbrauen. Er liegt auf dem Bereich der Stirn, der Glabella genannt wird. *Er liegt auf dem sogenannten Gouverneursgefäß (GG) zwischen dem 24. und 25. Akupunkturpunkt, weswegen sich auch die Akupunkturpunktbezeichnung GG24.5 eingebürgert hat.*
2. **UN: unter der Nase**
   Dieser Punkt befindet sich mittig zwischen Nase und Oberlippe. *Er liegt ebenfalls auf dem Gouverneursgefäß (GG) und hat die Akupunkturpunktbezeichnung GG26.*
3. **UL: unter der Lippe**
   Der Punkt befindet sich in der Vertiefung zwischen dem unteren Rand der Unterlippe und dem Kinn. *Er liegt auf dem Zentralgefäß (ZG) und hat die Akupunkturpunktbezeichnung ZG24.*
4. **TP: Thymuspunkt**
   Dieser Punkt befindet sich auf der oberen Hälfte des Brustbeins und über der Thymusdrüse. *Er liegt ebenfalls auf dem Zentralgefäß (ZG) und hat die Akupunkturpunktbezeichnung ZG20.*
5. **AB: Augenbraue**
   Der Punkt liegt am inneren Ende der Augenbraue, nahe der Nasenwurzel. *Er gehört zum Blasen-Meridian (BL), die Akupunkturpunktbezeichnung lautet BL2.*

6. **SA: seitliches Auge**
   Der Akupunkturpunkt befindet sich auf dem Knochenrand der Augenhöhle, seitlich außen vom Auge aus betrachtet auf der Höhe der Pupille. *Der dazugehörige Meridian ist der der Gallenblase (GB) und hat die Akupunkturpunktbezeichnung GB1.*
7. **JB: Jochbein**
   Dieser Akupunkturpunkt liegt mittig unter dem Auge auf dem Jochbein. *Er befindet sich auf dem Magen-Meridian, die Akupunkturpunktbezeichnung lautet MA1.*
8. **SB: Schlüsselbein**
   In der Kuhle am »Treffpunkt« von erster Rippe, Schlüsselbein und Brustbein, unterhalb des Schlüsselbeins, liegt dieser Akupunkturpunkt. *Er liegt auf dem Nieren-Meridian und hat die Akupunkturpunktbezeichnung NI27.*
9. **UA: unter dem Arm**
   Am seitlichen Brustkorb, etwa 10 cm unter den Achselhöhle, auf der Höhe des 6. Interkostalraums auf der Mittelachsenlinie, befindet sich dieser Akupunkturpunkt. *Er gehört zum Milz-Pankreas Meridian (MP) und hat die Akupunkturpunktbezeichnung MP21.*
10. **Rippenpunkt (RP)**
   Er liegt am Oberrand der 7. Rippe unterhalb der Brustwarze. *Es handelt sich um den Leber-Meridian (LE), der entsprechende Akupunkturpunkt lautet LE14.*
11. **DP: Daumenpunkt**
   Er befindet sich am äußeren, vom Zeigefinger abgewandten, Nagelfalzwinkel des Daumens. *Der dazugehörige Meridian ist der der Lunge (L), der Akupunkturpunkt hat die Bezeichnung L11.*
12. **ZF: Zeigefingerpunkt**
   Die Position dieses Punktes befindet sich am radialen, dem Daumen zugewandten Nagelfalzwinkel des Zeigefingers. *Er gehört zum Meridian des Dickdarms (Di) und hat die Akupunkturpunktbezeichnung Di1.*
13. **MF: Mittelfingerpunkt**
   Der Punkt liegt am radialen, dem Daumen zugewandten Nagelfalzwinkel des Zeigefingers. *Er liegt auf dem*

Perikard-Meridian (PE) bzw. dem Kreislauf-Sexus-Meridian (KS) und hat die Akupunkturpunktbezeichnung PE9 bzw. KS9.

14. **KF: Kleiner-Finger-Punkt (KF)**
Am radialen, dem Daumen zugewandten Nagelfalzwinkel des kleinen Fingers ist dieser Punkt zu finden. *Der dazugehörige Meridian ist der des Herzens (HE), der Akupunkturpunkt hat die Bezeichnung HE9.*

Fokussieren Sie sich auf das Thema, das Sie bearbeiten möchten, und schätzen Sie den subjektiven Belastungsgrad (SUD), der zwischen 0 und 10 liegt, erneut ein.

Daraufhin werden die beschriebenen Akupunkturpunkte in beliebiger Reihenfolge mindestens 10–15 Sekunden lang geklopft, massiert, gedrückt oder gehalten. Währenddessen fokussieren Sie sich auf das zu klopfende Thema. Sie können daran denken oder es auch laut aussprechen.

Sie wiederholen diese Klopfsequenz so lange, bis der Wert des Belastungsgrads zwischen 0 und 2 liegt.

Während Sie das Problem beklopfen, können auch andere Aspekte des gewählten Themas auftauchen, die Sie dann einfach in den Klopfprozess und die Skalierung der Belastung integrieren (s. S. 156).

Sollte es keine Veränderung geben, können Sie die Sequenz der zuvor beschriebenen Umkehrungspunkte wiederholen oder etwas Wasser trinken. Stagniert die Belastung trotz dieser Maßnahmen, können Sie die im Folgenden beschriebene Integrationsübung 9-Gamut-Serie einsetzen, um die Belastung zu reduzieren.

Die Klopfsequenz wird abgeschlossen mit der Integration 9-Gamut-Serie und gegebenenfalls erweitert mit den später beschriebenen positiven Affirmationen.

DIE INTEGRATION ODER DIE 9-GAMUT-SERIE

Diese Integrationsübung zur bilateralen Stimulierung führen Sie während der MET bzw. der EFT als eine der abschließenden Module nach der Klopfsequenz durch.

Durch die wechselseitige Aktivierung der beiden Hirnhälften dient sie der Balance der beiden Hemisphären und damit einer Veränderung der neuronalen Netzwerke. Laut der Energetischen Psychotherapie helfen diese

Aktivitäten dabei, das verarbeitete Thema zu integrieren, und harmonisieren zusätzlich den Energiezustand unseres Körpers.

Diese Balance-Übungen können dafür sorgen, dass der Belastungsgrad des Problems weiter sinkt und das Ergebnis sich weiter stabilisiert. Sie können diese Integrationssequenz auch innerhalb der Klopfrunden anwenden, wenn die Belastung durch das Klopfen nicht weiter sinken sollte, obwohl sie noch relativ hoch ist.

Während Sie die unten beschriebenen 9 Balance-Übungen (s. Abb. 19 bis 22) durchführen, klopfen Sie in der gesamten Zeit einen bestimmten Akupunkturpunkt, den sogenannten Integrationspunkt[36] (Abb. 18).

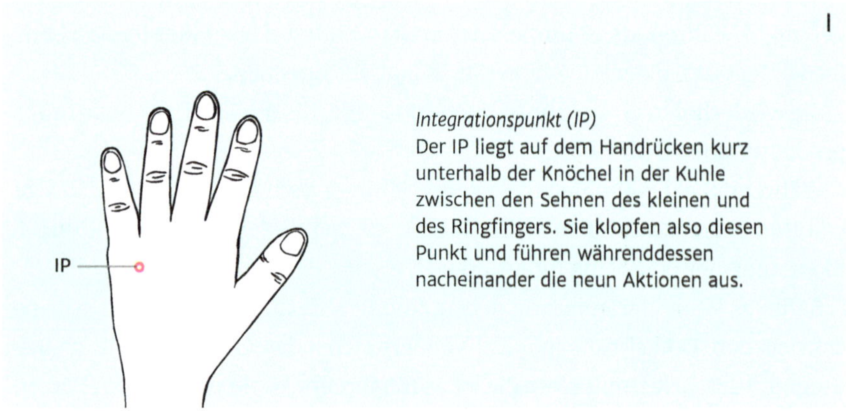

Abb. 18: Der Integrationspunkt (IP)

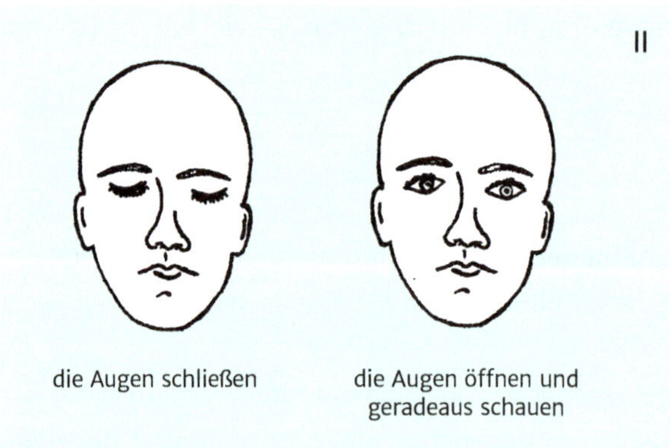

Abb. 19: der 1. und 2. Schritt der Integration

III

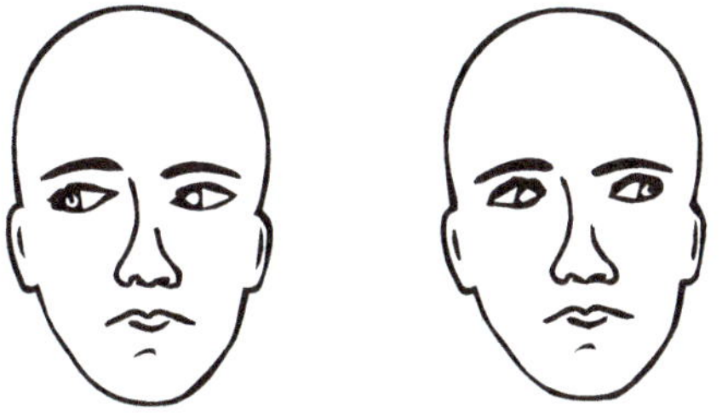

nach unten rechts schauen — nach unten links schauen

Abb. 20: der 3. und 4. Schritt der Integration

IV

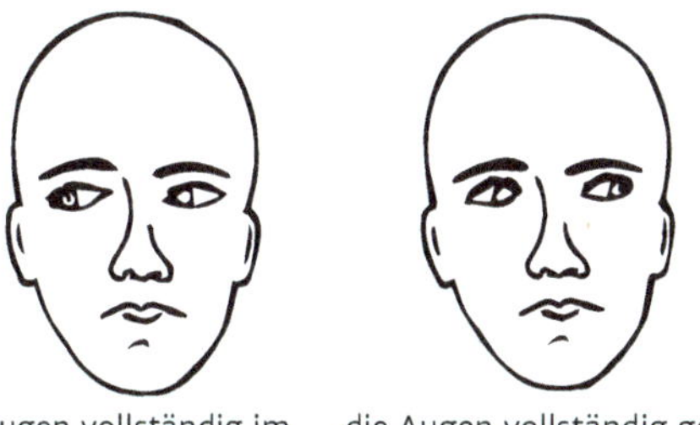

die Augen vollständig im Uhrzeigersinn kreisen lassen — die Augen vollständig gegen den Uhrzeigersinn kreisen lassen

Abb. 21: der 5. und 6. Schritt der Integration

V

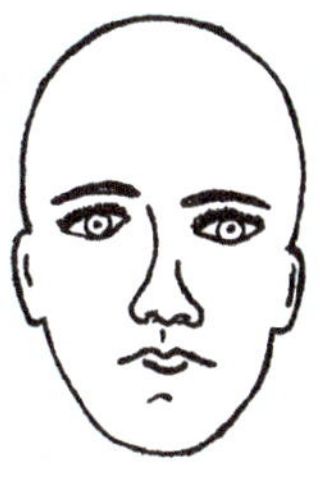

- eine Melodie summen
- rückwärts zählen oder einfache Rechenaufgaben lösen
- nochmals die Melodie summen

Abb. 22: der 7., 8. und 9. Schritt der Integration

Zusammenfassung:
Klopfen Sie den Integrationspunkt IP, der auf dem Handrücken liegt, und führen nacheinander die 9 Aktionen aus:

1. die Augen schließen
2. die Augen öffnen und geradeaus schauen
3. nach unten rechts schauen
4. nach unten links schauen
5. die Augen vollständig im Uhrzeigersinn kreisen lassen
6. die Augen vollständig gegen den Uhrzeigersinn kreisen lassen
7. eine Melodie summen
8. rückwärts zählen oder einfache Rechenaufgaben lösen
9. nochmals die Melodie summen

DAS AUGENROLLEN

Das Augenrollen hat seinen Platz am Ende der kompletten Sequenz und hilft dabei, sich zu entspannen. Es handelt sich um eine optionale Erweiterung, ist also nicht zwingend.
Hier nun in Kürze der Ablauf.

Das einfache Augenrollen

Sie klopfen während der ganzen Übung den im vorherigen Abschnitt beschriebenen Integrationspunkt IP, der auf dem Handrücken liegt (s. Abb. 18 auf S. 152).
Dabei bewegen Sie gleichzeitig Ihre geöffneten Augen ganz langsam vom Boden in Richtung Zimmerdecke.
In dieser Position halten Sie die Augen einige Sekunden lang.
Dann können Sie die Augen schließen, entspannen und der Entspannung nachspüren.

Das erweiterte Augenrollen

Das erweiterte Augenrollen können Sie als Alternative zum einfachen Augenrollen einsetzen. Es dient einer tiefen Entspannung und funktioniert folgendermaßen:

Klopfen Sie in der gesamten Zeit den im vorherigen Abschnitt beschriebenen Integrationspunkt IP (s. Abb. 18 auf S. 152).
Währenddessen blicken Sie beim Klopfen langsam und gleichmäßig mit den geöffneten Augen vom Boden aufwärts in Richtung Decke.
Halten Sie die Augen für einige Sekunden in dieser Position.
Atmen Sie tief ein und schließen die Augen, während Sie noch weiter mit den Augen nach oben quasi zur Schädelinnendecke schauen.
Hören Sie auf zu klopfen, atmen Sie tief aus und bewegen Sie mit dem Atem Ihre Augen unter den geschlossenen Augenlidern nach unten.
Halten Sie die Augen einige Sekunden in dieser Position. Dabei und danach spürt man in der Regel eine tiefe Entspannung.

EINE POSITIVE AFFIRMATION VERANKERN

Wenn die Belastung des geklopften Themas verschwunden ist, was beinhaltet, dass alle darunterliegenden Themen (wie auf S. 156 am Beispiel von Anton beschrieben), bearbeitet und gelöst sind, gibt es die Möglichkeit, eine positive Überzeugung zu verankern, die aus der Überwindung des Problems resultieren kann.

Beispielsweise kann man nach der Überwindung von Flugangst folgende Affirmation formulieren: »Ich genieße es zu fliegen und es geht mir wirklich gut dabei.«

> Im Falle von Anton, der vom Gebrüll seines Chefs sehr gestresst war, könnte nach vollständiger Bearbeitung des Themas die positive Überzeugung lauten: »Auch wenn mein Chef brüllt, bleibe ich ruhig und gelassen.«
>
> Diese positive Affirmation wird daraufhin verankert. Das bedeutet in unserem Beispiel, dass Anton bei jedem der Behandlungspunkte die neugewonnene Affirmation »Ich bleibe ruhig und gelassen, wenn mein Chef brüllt« laut ausspricht, während er diese klopft.

Die Skalierung der positiven Affirmation

Man kann den Grad der Überzeugung auch in Zahlen ausdrücken, um den Erfolg des Klopfens zu überprüfen. Eine »0« auf der Skala bedeutet in diesem Fall, dass ich überhaupt nicht an diese angestrebte Überzeugung glaube, und eine »10« bedeutet, dass diese Überzeugung vollständig integriert ist und ich absolut von dieser Affirmation überzeugt bin.

In der Fachsprache benutzt man dafür den sogenannten Grad der positiven Überzeugung »PBS« (»positive belief score«).

> Wenden wir uns wieder Anton zu: Obwohl der Stress in Bezug auf das Schreien seines Chefs nicht mehr existent ist und damit auf der Stress-Skala bei »0« liegt, kann es dennoch sein, dass zu Beginn des Klopfens der positiven Affirmation »Auch wenn mein Chef brüllt, bleibe ich ruhig und gelassen« seine Überzeugung, dass diese Aussage richtig ist, sehr gering ist und damit beispielsweise erst einen PBS-Wert von »1« hat. Nun kann er diese positive Affirmation klopfen, bis der PBS-Wert die gewünschte Höhe von 8–10 erreicht hat.

Dass der PBS-Wert erst mal niedrig ist, ist eine relativ normale Erscheinung. Auch wenn der Stress, den eine Erfahrung ausgelöst hat, verschwunden und damit auf der Stress-Skala einen Wert von »0« hat, heißt es nicht, dass deshalb ein starkes positives Gefühl besteht. Aus diesem Grunde ist es sehr sinnvoll, wie in der Anleitung beschrieben, eine positive Affirmation zu entwickeln, sie zu stärken und zu stabilisieren.

DIE TABLETTS IN DER CAFETERIA UND DIE NEURONALEN NETZWERKE

Fred Gallo sprach in einer meiner Ausbildungen zur Energetischen Therapie von Tabletts, wie man sie aus der Cafeteria kennt. Man nimmt sich ein Tablett vom Stapel, darunter erscheint das nächste, Nimmt man dieses Tablett, erscheint wieder das nächste. So geht es immer weiter, bis der Stapel zu Ende ist.

Er nahm die Tabletts und ihren Stapel als Metapher für ein Phänomen, was zumeist auftritt, wenn wir beginnen, ein Thema oder eine Situation zu beklopfen.

> Nehmen wir zur Illustration wieder Anton als Beispiel.
>
> Anton hat in seiner jetzigen beruflichen Situation Schwierigkeiten, Diskussionen zu führen, wenn sein Gegenüber die Stimme erhebt und lauter wird. Dann empfindet er massiven Stress und kann gar nicht mehr richtig zuhören, geschweige denn seine Position adäquat vertreten.
>
> Nun beginnt er, zu diesem belastenden Thema zu klopfen, und die Belastung wird erstmals besser. Er freut sich. Doch plötzlich wird der Stress ungleich größer, was ihn verständlicherweise verunsichert. Es tauchen Erinnerungen an vergangene, ähnliche Situationen in seinem Leben auf und zudem die entsprechenden Gefühle, Gedanken und Körperempfindungen. Im Sinne der Metapher können wir sagen: Das nächste Tablett taucht auf. Nun beklopft er diesen neu aufgetauchten Stress in einer liebevoll annehmenden Haltung sich selbst gegenüber und entspannt sich wiederum zunehmend. Anton freut sich über seine Selbstwirksamkeit – darüber, dass er etwas bewirken und verändern kann, bei dem er dachte, dass er diesem Stress zeitlebens ausgesetzt sein würde.
>
> Doch dann taucht wieder ein Tablett auf – nämlich die Erinnerungen an seine Lehrerin, die ihn wirklich schlecht behandelt hat, und dann all die furchtbaren Situationen, in denen er sich geschämt und entsetzlich gefühlt hat.
>
> Auch diesen Erinnerungen stellt er sich und klopft sie mit Selbstachtung und Annahme in einer liebevollen Haltung. Nun taucht keine neue Erinnerung mehr auf, und die Belastung verschwindet ganz.

Manchmal ist es eine kleine Fleißarbeit, all diese Tabletts anzuheben, um sie wegzulegen oder in anderen Worten: die neuronalen Verbindungen im Gehirn, die mit der derzeitigen belastenden Situation zusammenhängen, regelrecht abzulaufen und zu heilen. Es lohnt sich, weil diese Themen mit all ihren Gedanken, Gefühlen und Körperempfindungen mit einer hohen Wahrscheinlichkeit dann nicht mehr oder zumindest deutlich schwächer auftreten werden. Somit können wir immer freier werden von alten unangenehmen Erfahrungen und mehr und mehr im Jetzt leben und unsere Kapazitäten nutzen.

GEDULDIG ZURÜCK ZUM URSPRUNG ODER DIE SCHNITZELJAGD AUF DIE NETZWERKE

Wie im letzten Kapitel beschrieben tauchen beim Bearbeiten einer Szene häufig andere Erinnerungen auf, die mit dieser Situation verknüpft sind.

Es ist wichtig zu wissen, dass diese Verknüpfungen nicht nur beim Klopfen auftauchen.

Wenn wir noch mal zum Fallbeispiel des letzten Abschnitts gehen und uns Antons derzeitige Situation mit seinem Vorgesetzten, der häufig laut wird, vergegenwärtigen, können wir uns vielleicht vorstellen, dass sich Antons emotionale, gedankliche sowie körperliche Reaktionen nicht nur auf die jetzige Situation beziehen.

Alle Emotionen, Körperempfindungen und Gedanken werden durch sämtliche neuronalen Verknüpfungen beeinflusst – also durch das komplette Netzwerk der Vergangenheit, das damit zusammenhängt und entsprechend in der jeweiligen Situation aktiviert wird.

Das erklärt unsere manchmal sehr vehementen Reaktionen auf eigentlich harmlose Situationen. Wenn wir uns allerdings diese Verknüpfungspolitik unseres Gehirns verdeutlichen, können wir zum einen mehr Verständnis und Mitgefühl mit uns selbst entwickeln und uns zum anderen fleißig an die Arbeit machen, Heilung in Form von Sicherheit und Selbstwirksamkeit zu den malträtierten Netzwerken unseres Gehirns zu bringen. Wiederholung macht den Meister!

Ganz praktisch bedeutet das, wir klopfen so lange, bis die Belastung verschwunden und damit bei null ist, und gehen dann wieder zu dem aktuellen Ereignis zurück, um die vorhergehende Belastung so stark wie möglich wieder neu zu aktivieren. Taucht keine neue Situation auf, sondern weiterhin die vorhergehende, wird die Belastung in der Regel von Mal zu Mal geringer werden. Zum Abschluss sind wir gekommen, wenn trotz großer Bemühungen keine Belastung in Bezug auf die ursprünglich beklopfte Situation auftaucht.

Es kann sein, dass Sie das in mehreren Etappen an verschiedenen Tagen machen müssen, wenn sehr viele Erinnerungen mit der jetzigen Belastung aktiviert werden.

Im Grunde ist es so, als würden wir unsere Wohnung, in der wir schon sehr lange leben, einem gründlichen Hausputz unterziehen. Das dauert manchmal auch etwas länger als ursprünglich gedacht! Hinterher sind wir aber umso glücklicher und zufriedener, je sauberer und strahlender sich unser Heim zeigt.

5 YOGA

Einleitung

Der Schwerpunkt des folgenden Kapitels sind Informationen über Yoga und über die überaus wichtigen und hocheffizienten Pranayama – die Atemtechniken des Yoga. Zum Abschluss werden Mudras und einfache Meditationstechniken vorgestellt.

WAS BEDEUTET YOGA WIRKLICH?

Unter Yoga verstehen die meisten Menschen heutzutage in der Regel lediglich die Körperübungen, die sogenannten Asanas. Diese bilden allerdings nur einen kleinen Ausschnitt. Der weitaus größte Teil setzt sich aus sehr viel spirituellem Wissen, Verhaltensempfehlungen uns selbst und unserer Umwelt gegenüber, Meditationstechniken und eben auch Atemtechniken, den sogenannten Pranayama, zusammen. Yoga stellt also ein ganzheitliches Übungssystem zur Erlangung körperlicher und geistiger Gesundheit dar. Die Methode existiert seit Tausenden von Jahren und hat ihre Wurzeln in Indien.

Einheit, Harmonie oder auch Verbindung sind die Übersetzungen des Begriffs Yoga. Laut den Schriften des Yoga kann der Mensch, der Yoga praktiziert, wahrhaftigen Frieden und tiefe Freude erreichen, weil durch die verschiedenen Methoden des Yoga Körper, Geist und Seele in Harmonie gelangen.

Patanjali, der ca. im 2. Jahrhundert nach Christus lebte, hat die sogenannten Yoga-Sutras verfasst. Sutra bedeutet Leitfaden, und das Yoga-Sutra ist der wichtigste Grundlagentext des Yoga.[37] Die bekannteste Definition von Yoga stammt von Patanjali:

»yogah chitta vṛitti nirodha«

Das heißt übersetzt: »Yoga ist das Zur-Ruhe-Bringen der Gedanken im Geist.«

Wenn unsere Gedanken zur Ruhe kommen, können wir nach innen schauen und unser wahres Selbst erkennen. Wir können Zugang zu innerem Frieden und unserer Intuition gewinnen.

Inzwischen existieren viele wissenschaftliche Studien, die belegen, dass sowohl die Körperübungen und Meditationen als auch die Atemtechniken des Yoga unter anderem bei Depressionen, Schlafstörungen, bei Angst und Stress oder auch bei Traumafolgestörungen oft eine wesentliche Besserung bringt. Demzufolge finden die Facetten des Yoga immer mehr Einzug in die moderne Psychotherapie.

Ich möchte Ihnen in diesem Kapitel Atemtechniken aus dem Yoga vorstellen, die Ihnen helfen, entspannter zu sein, die Gedanken und den Geist zu beruhigen, um so insgesamt mehr zur Ruhe zu kommen. Diese Pranayama können Sie regelmäßig praktizieren oder auch in stressigen Situationen einsetzen, um auf diese Art und Weise den Weg für eine innere Lösungshaltung zu bereiten.

MEINE WURZELN IM YOGA

Im Jahr 2011 habe ich im Rahmen eines Kurses, dem sogenannten Happiness-Programm, bei der Organisation *Art of Living*[38] Yoga näher kennengelernt. In diesem Kurs werden u. a. leichte Yoga-Körperübungen, die sogenannten Asanas, sowie Mediation und einige der hier vorgestellten Atemtechniken unterrichtet. Im Fokus des Kurses steht eine spezielle, sehr kraftvolle Atemtechnik, die sogenannte Sudarshan Kriya®[39], die nur bei *Art of Living* in diesem Kurs unterrichtet wird.

Die Wirkungen dieses Programms haben mich tief und nachhaltig beeindruckt, sodass ich von diesem Tag an seit 9 Jahren so gut wie täglich meine Atemtechniken mache und in meinem Alltag sehr davon profitiere. Seit Sommer 2015 bin ich selbst Kursleiterin[40] für das Happiness-Programm.

Die Pranayama – Atemtechniken aus dem Yoga

In den Schriften des Yoga existiert ein Wissen über die Wirkung dieser Atemtechniken, welches ich Ihnen im Folgenden vereinfacht darstellen möchte.

Neben den Asanas ist die richtige Atmung ein essenzieller Bestandteil des Yoga.[41] Die Pranayama werden seit Tausenden von Jahren praktiziert. Sie unterstützen uns dabei, Gedanken und Gefühle zu lenken und sie zu harmonisieren. Somit wirken sie sich positiv auf unsere Grundstimmung und unseren Geist aus. Geist und Atem sind aus der Perspektive des Yoga untrennbar miteinander verbunden.

Zudem helfen die Pranayama, mehr Energie zu bekommen. In der chinesischen Tradition nennt man es Chi, im Yoga wird die feinstoffliche Lebensenergie als Prana bezeichnet und bei uns in Europa ist es schlichtweg die Lebenskraft.

Ayama bedeutet kontrollieren oder lenken. Somit kann man Pranayama übersetzen mit Regulation oder Kontrolle der feinstofflichen Lebensenergie. Ausgehend von der traditionellen Lehre dienen die Pranayama nicht nur der Aufnahme von Sauerstoff in den physischen Körper. Es geht vor allem darum, die Lebensenergie, das Prana, in den feinen energetischen Körper aufzunehmen.

Die meisten der Atemübungen des Yoga zielen darauf ab, den Atem ruhiger, tiefer, gleichmäßiger, fließender und feiner werden zu lassen. Sie helfen, die Ausatmung zu schulen und zu vertiefen. Das ist sehr sinnvoll, denn heutzutage ist gerade die dafür zuständige Muskulatur bei den meisten Menschen chronisch verspannt, sodass sie Mühe haben, vollständig auszuatmen und ihre Atmung insgesamt zu entspannen. Umgangssprachlich sind uns Formulierungen vertraut wie beispielsweise »Das liegt mir wie ein Stein auf der Brust« oder »Das schnürt mir den Atem ab«. Sind wir traurig oder sogar depressiv, dann haben wir im Brustkorb ein Gefühl von Enge, Schwere und Anspannung und wir haben den Eindruck, dass wir nicht mehr richtig durchatmen können. Wir atmen flach, wenn sich beispielsweise Gefühle von Angst oder Niedergeschlagenheit in uns ausbreiten. Häufig verspannt sich dabei das Zwerchfell – der Muskel, der hauptsächlich für das Atmen zuständig ist und den Brustkorb vom Bauchraum trennt.

Bei den in diesem Buch beschriebenen Atemübungen entspannt sich das Zwerchfell in der Regel automatisch, sodass wir wieder tief und lang atmen können. Der Atem ist dabei ein starker sogenannter Attraktor für

Entspannung. Meine Gefühle beeinflussen also die Ausprägung meiner Atmung und der Atem wiederum beeinflusst meine Gefühle. Das bedeutet, dass unser gesamtes System beispielsweise auf tiefes Atmen mit Entspannung reagiert und somit ein positiver Kreislauf im physischen wie im psychischen Bereich in Gang gesetzt wird. Somit können wir allein durch unsere Art und Weise des Atmens unsere Gefühle selbstbestimmt verändern.

Beginnen wir mit diesen Atemübungen, kann es sein, dass wir mit starkem Einatmen, seufzendem Ausatmen oder gar Gähnen reagieren. Es ist wichtig, dieses Gähnen zuzulassen, da es sich um einen natürlichen regulativen Impuls unseres Körpers handelt. Diese Atemimpulse wirken zum einen regulierend auf unser vegetatives Nervensystem und zum anderen beeinflusst die Aktivität des vegetativen Nervensystems die Art und Weise, wie wir atmen. Wenn wir bei psychischen Belastungen diese regulierenden Atemreaktionen in unserem natürlichen Repertoire zur Verfügung haben, erhalten wir uns viel eher unsere psychische Gesundheit bzw. können sie umso schneller zurückerlangen.

Die Atemübungen helfen also, Stress, Anspannung und sogar Erstarrung abzubauen, die Sauerstoffzufuhr von Muskeln und Gehirn zu verbessern, Muskelverspannungen zu lösen und die innere Ausgeglichenheit zu fördern. Jeder Atemzug, den wir machen, reinigt den Körper. Bei den Pranayamas ist der Atem tief und rhythmisch. Dabei werden Körper, Geist und Seele mit Harmonie und Energie versorgt.

Ist unser Energielevel niedrig, fühlen wir uns in der Regel nicht gut. Wir sind eher mürrisch, nicht fokussiert und leicht zu irritieren. Wir tendieren zu Traurigkeit, Ängsten und negativen Gedanken. Oft entsteht ein Teufelskreis, wir stecken fest in dieser Energielosigkeit, die sich dann auch noch verstärkt. Ist die Lebensenergie jedoch hoch, fühlen wir uns viel leichter, positiver und glücklicher. Unser Geist kann sich viel mehr dem Positiven zuwenden.

Mit den Atemtechniken haben wir ein Instrument, mit dem wir unsere Lebensenergie, das Prana, anwachsen lassen können. Der Atem stellt dabei das Bindeglied zwischen dem Körper, dem Geist und den Emotionen dar. Es ist, als würden Sie einen Drachen steigen lassen. Der Geist, also die Gedanken und Gefühle, sind der Drachen, und der Atem ist die Schnur. Wenn Sie nun an der Schnur ziehen, können Sie die Höhe und die Position des Drachens beeinflussen. Haben Sie keinen Einfluss auf die Schnur, fliegt der Drache, wohin er will und Sie könnten ihn nur mit den Augen verfolgen.[42]

Das Erste, was wir machen, wenn wir auf die Welt kommen, ist einatmen und das Letzte, was wir tun, bevor wir diese Welt verlassen, ist ausatmen. Dazwischen begleitet der Atem uns als wichtigstes Element in unserem gesamten Leben und Überleben. Wir atmen jeden Moment und sind uns dessen meistens nicht bewusst. Der Atem spiegelt unsere Gedanken, Gefühle, Stimmungen und Befindlichkeiten wider. Verändert sich unsere Stimmung, wird auch der Atem anders. Haben wir beispielsweise Angst oder regen uns über etwas auf, atmen wir flach und schnell. Der Atem ist also auch ein wichtiges Bindeglied zur äußeren Welt.

Atmen wir tief und nutzen demzufolge unser gesamtes Lungenvolumen, dann ist es für unseren Geist und Körper die beste Art zu atmen. Sauerstoff ist um uns herum, und wir leben und bewegen uns in einem Meer von Energie. Was liegt da näher, als diese Energie als Geschenk des Universums ganz bewusst für unser psychisches und physisches Wohlbefinden zu nutzen? Der Atem ist der Schlüssel, diese Energie in uns aufzunehmen.

Mit dem Atem befinden wir uns immer im Jetzt. Wenn wir auf ihn fokussieren, bleiben unsere Gedanken in der Gegenwart und springen weitaus weniger oder gar nicht in die Vergangenheit oder Zukunft. Allein das beruhigt schon unser gesamtes System.

Wenn wir lernen, mit dem Atem zu arbeiten, erlangen wir die Fähigkeit, unsere Emotionen und Gedanken zu kontrollieren und zu beruhigen. Wir können über den Atem Einfluss gewinnen und dem Geist zu mehr Ruhe und Klarheit verhelfen. Je mehr wir mit dem Atem arbeiten, desto mehr können wir wahrnehmen, wie der Geist dadurch positiv beeinflusst wird und das Prana, unsere Lebensenergie, stetig ansteigt.

DIE PRAXIS DER YOGA-ATEMÜBUNGEN

In diesem Kapitel möchte ich Ihnen einen Teil der Atemtechniken vorstellen, die ich im Happiness-Programm und in den Schweigekursen bei *Art of Living* kennengelernt habe. Diese Atemtechniken werden natürlich auch in anderen Yogaschulen gelehrt.

Sicherlich ist es das Beste, Atemtechniken in einem qualifizierten Kurs von einem erfahrenen Kursleiter zu lernen. Meine Idee ist, dass Sie hier einen ersten Eindruck gewinnen und schon mal ausprobieren können. Womöglich werden Sie neugierig und haben Lust, einen Kurs für Atemtechniken an einer

Yogaschule zu belegen? Wenn Sie die Atemtechniken unter Anleitung eines kompetenten Lehrers erfahren, handelt es sich um eine ganz andere Dimension des Lernens, der Integration von Wissen und der Wirkung im eigenen Leben.[43]

Vorstellen möchte ich im Folgenden zuerst einleitende Übungen für eine achtsame Atmung, dann die beruhigende Nadi Shodana Pranayama, auch Nasen-Wechsel-Atmung genannt, daraufhin die dynamische Bhastrika Pranayama mit der deutschen Übersetzung Blasebalg-Atmung, bei der der Atem kraftvoller und tiefer wird, und anschließend die Ujjayi-Atmung – auch der siegreiche Atem genannt, den man mit den Mudras, dem Finger-Yoga, kombinieren kann.

Sollten Sie auch Asanas praktizieren sowie meditieren wollen, dann ist es sinnvoll, zuerst die Körperübungen, danach die Atemübungen auszuführen und erst im Anschluss zu meditieren. Man geht vom »Groben zum Feinen«. Körper und Geist werden sowohl durch die Asanas als auch durch die Pranayama sehr ruhig, sodass sich diese Reihenfolge anbietet, da das Meditieren danach viel leichter fällt. Probieren Sie es aus!

Es ist immer sinnvoll, nach den Atemtechniken einige Minuten zu meditieren (S. 185). Sie können es einfach von Ihrer Motivation und der verfügbaren Zeit abhängig machen. Wichtig bei der Durchführung der folgenden Pranayama ist, dass sie die Atemtechniken mit Respekt und Wertschätzung für die Methode und für sich selbst ausführen.

Zusätzliche einfache Atemtechniken, die nicht speziell aus dem Yoga stammen und die Sie vielleicht als Einstieg nutzen möchten, finden Sie im Kapitel 2 (S. 56) sowie eine Trance, bei der Sie sich auf den Atem fokussieren, im Kapitel 3 (S. 81).

Alle hier beschriebenen Atemtechniken können Sie entweder auf dem Boden sitzend oder auch ganz bequem auf einem Stuhl durchführen. In jedem Fall ist es wichtig, dass Ihre Wirbelsäule aufgerichtet ist, damit Ihre Lebensenergie – das Prana – frei und ungehindert fließen kann. Zudem sollte es eine für Sie bequeme Position sein, damit Sie sich ganz und gar ohne Ablenkung auf Ihren Atem fokussieren können. Bei allen hier vorgestellten Atemtechniken atmet man immer durch die Nase ein und aus, andernfalls wird es explizit erwähnt, wenn man durch den Mund atmen soll.

Bitte bedenken Sie, dass starkes Einatmen, seufzendes Ausatmen oder Gähnen normale regulierende Entspannungsreaktionen Ihres Körpers sind, die ein gutes Zeichen für einsetzende Entspannung sind. Lassen Sie es zu und begrüßen Sie es!

Diese Atemtechniken sind leicht zu lernen, und Sie finden in der genannten Reihenfolge die genauen Anleitungen und Fotos sowie Einsatzmöglichkeiten und auch Kontraindikationen in den jeweiligen Kapiteln. Zusätzlich gibt es in der Online-Anlage (siehe S. 4) einige Erfahrungsberichte zur Anwendung der Pranayama.

Weiterhin haben Sie die Möglichkeit, entweder auf meiner Webseite www.ak-hypnose.de oder auf YouTube[44] Videos mit Anleitungen zu finden, um die Pranayama und die Mudras korrekt auszuführen.

ACHTSAMKEITSÜBUNGEN FÜR IHREN ATEM IM YOGA

Es ist wichtig, dass Sie Ihren Atem achtsam, das bedeutet gänzlich ohne Bewertung wahrnehmen und beginnen, ihn lediglich beobachten.[45] Je mehr Sie diese Haltung verinnerlichen, desto eher wird Ihr Atem tiefer und entspannter sein und zu seinem natürlichen ursprünglichen Rhythmus zurückfinden können. Ganz von allein werden sich Anspannungen in Ihrem Zwerchfell und Ihren sonstigen Atemmuskeln lösen, die in unserem Alltag immer wieder aufs Neue entstehen, wenn belastende Dinge passieren.

Zudem wird es Ihnen umso schneller gelingen, diese Haltung der Achtsamkeit und Annahme dessen, was genau in diesem Moment ist, in Ihren Alltag zu übertragen. Allein dadurch können Sie die Geschehnisse um Sie herum viel entspannter und gelassener wahrnehmen. Dieses Zitat von Thich Nhat Hanh[46] umschreibt das sehr schön:

> »*Achtsamkeit ist die Fähigkeit zu wissen, was in uns und um uns herum geschieht. Achtsames Atmen heißt, so zu atmen, dass wir uns der Tatsache bewusst sind, dass wir atmen. Das klingt im ersten Moment sehr simpel. Doch wenn wir es wirklich praktizieren, wird es sehr tief. Alleine durch achtsames Atmen können wir uns bewusst werden, dass wir leben.*
>
> *Und ist das nicht das größte Wunder lebendig zu sein? Einatmen heißt zu feiern, dass wir lebendig sind.*«

Wir beginnen nun mit verschiedenen Atemübungen, deren Schwerpunkte die Achtsamkeit und das bewertungsfreie Wahrnehmen bzw. das einfache

Geschehenlassen darstellen. Sie wirken in der Regel beruhigend und entspannend auf unser gesamtes vegetatives Nervensystem.

Die Bauchatmung

Wenn wir uns die Hände auf den Bauch legen, beruhigt sich ganz automatisch unser vegetatives Nervensystem, was Sie durch tiefe Atmung noch intensivieren können. Wann immer Sie in Ihrem Alltag in einer angespannten Lage sind, können Sie, ohne weiter aufzufallen, diese Atemtechnik praktizieren.

Setzen Sie sich bequem hin oder legen Sie sich mit aufgestellten Beinen auf Ihren Rücken.
Dabei können Sie Ihre Hände entspannt auf Ihren Bauch legen.[47]
Sie können neugierig beobachten, wie Ihr Bauch beginnt, in Richtung Hände zu atmen. Erlauben Sie sich einfach zu spüren, wie Ihre Atmung vielleicht gleichbleibt oder auch immer intensiver wird. Womöglich atmen Sie immer tiefer in den Bauch – egal, ob Ihre Atmung sich verändert oder gleichbleibt. Nehmen Sie es einfach achtsam wahr, beobachten Sie einfach nur und nehmen es an – so, wie es ist.
Atmen Sie so lange in Ihren Bauch, wie es Ihnen guttut, und recken und strecken Sie sich, wenn Sie diese Atmung beenden. Spüren Sie nach, was sich geändert hat.

Ihr Lächeln und Ihr Zwerchfell

Lächeln tut uns gut. Sogar ein inneres Lächeln entspannt unser Zwerchfell und regt die Ausschüttung von Glückshormonen, den Endorphinen, an.[48] Auch diese Übung können Sie in unterschiedlichsten Situationen zur Verbesserung Ihrer Stimmung und zur Beruhigung einsetzen.

Nehmen Sie eine bequeme Position im Sitzen oder im Liegen ein und fokussieren Sie achtsam auf Ihren Atem, indem Sie ihn wertfrei wahrnehmen und beobachten. Erlauben Sie sich, seinen eigenen Rhythmus zu spüren. Nun dürfen Sie an etwas denken, was Sie glücklich macht, und sich selbst ein inneres Lächeln schenkt. Das kann eine Situation sein mit Ihren Liebsten, mit einem Tier oder in der Natur oder

eine ganz andere Situation. Nehmen Sie sich die Zeit, die Sie brauchen, um an etwas zu denken, bei dem Sie einfach lächeln müssen.
Bleiben Sie eine Zeit lang bei dieser Vorstellung und spüren dann wieder Ihren Atem. Beobachten Sie ihn neugierig, ob er sich verändert hat.
Wenn Sie möchten, können Sie nun zwischen Ihrem Atem und Ihrem Lächeln pendeln, solange es Ihnen angenehm ist. Vielleicht möchten Sie auch bei einem Aspekt verweilen. Wenn Sie den Eindruck haben, dass diese Erfahrung abgeschlossen ist, recken und strecken Sie sich und kommen mit Ihrer Aufmerksamkeit zurück in Ihren Alltag.

Tönen von der Biene bis zur Schlange

Normalerweise treten beim Tönen die Gedanken automatisch in den Hintergrund. Körper und Geist entspannen sich zunehmend. Erlauben Sie sich, einige Minuten Ihren Lieblingston zu tönen.[49] Nehmen Sie wahr, was sich dadurch verändert. Wie sich Ihr Atem anfühlt oder wie sich die Stimmung verändert, ob Sie wacher und klarer werden oder was auch immer Sie sonst wahrnehmen. Wenn Sie möchten, dürfen Sie sich zwischen dem Ein- und dem Ausatmen Pausen erlauben.

Machen Sie es sich gemütlich und fokussieren Sie achtsam auf Ihren Atem.
Atmen Sie einfach möglichst ruhig und tief und machen beim Ausatmen ein Geräusch, einen der unten beschriebenen Töne. Lassen Sie Ihren Mund und den Kieferbereich entspannt und legen die Lippen nur leicht aufeinander. Die Zunge ruht gelöst im Mundraum.
Wenn möglich atmen Sie auch hier länger aus als ein.
Spüren Sie einfach nach, welcher Ton Ihnen am angenehmsten ist. Das kann sich natürlich abhängig von der Stimmung, in der Sie sich befinden, verändern.

- Machen Sie beim Ausatmen ein tiefes, brummendes Geräusch wie ein Bär.
- Sie können auch als »Lippenbremse« bei der Ausatmung beispielsweise die Konsonanten »Fffffff« oder ein scharfes »Sssssss« wie bei einer Schlange bilden.

- Auch das Summen einer Biene »Mmmm« ist eine Variante. Es stammt aus dem Yoga und wird Bhramari (Bienensummen) genannt. Durch die intensiven Schwingungen im Brustraum, im Halsbereich und im Kopf beruhigt und stabilisiert sich der Geist, und die Stimmung wird verbessert.

DIE NADI SHODANA PRANAYAMA ODER DIE NASEN-WECHSEL-ATMUNG

Im Yoga gibt es die Vorstellung der sogenannten Nadis. Bei den Nadis handelt es sich um die Energiebahnen im Körper röhrenartige Leitbahnen, in denen das Prana, die Lebensenergie, zirkuliert. Die Nadis sollten frei von Blockaden und Spannungen sein, damit die Energie optimal fließen und durch den Körper strömen kann. Bei der Nadi Shodana Pranayama öffnen sich alle 72.000 Nadis, sodass das Prana ungehindert strömen kann.[50]
»Reinigung der Nadis« ist die Übersetzung von Nadi Shodana.

Die heilsame Wirkung der Nadi Shodana Pranayama

Die heilsame Wirkung der Nadi Shodana zeigt sich auf körperlicher, geistiger und energetischer Ebene. Sie ist förderlich für die Konzentration, hilft gegen Nervosität sowie Angst und wirkt ausgleichend auf das Nervensystem und den Geist, also beruhigend für Gedanken und Gefühle. Die Gedanken werden klar und still. Somit unterstützt sie uns, ein emotionales Gleichgewicht zu erlangen.

Auf der körperlichen Ebene stimuliert diese Nasen-Wechsel-Atmung wechselseitig die beiden Hirnhälften, lindert Kopfschmerzen und reinigt das Blut sowie das Atemsystem. Bluthochdruck kann positiv beeinflusst werden, und durch die vertiefte Atmung wird das Blut vermehrt mit Sauerstoff angereichert. Zudem soll sie Erkältungen und Allergien vorbeugen und auch die Atmung über die Nase verbessern. Dieses Pranayama wirkt zudem kräftigend auf die Atmungsorgane und verbessert die Lungenkapazität.

Bei der Nasen-Wechsel-Atmung wird sanft und tief abwechselnd in einem gewissen Rhythmus mal das rechte Nasenloch zum Ein- und Ausatmen und das linke Nasenloch zum Ein- und Ausatmen benutzt, wodurch die beiden Hirnhälften wechselseitig aktiviert werden.

Durch den permanenten Wechsel der beiden Nasenlöcher wird das vegetative Nervensystem harmonisiert. Der Parasympathikus wird aktiviert, wenn wir über den linken Nasengang einatmen. Atmen wir über den rechten Nasengang ein, wird dahingegen der Sympathikus aktiviert (Erläuterungen zum vegetativen Nervensystem finden Sie ab S. 30). Da beide Äste des vegetativen Nervensystems gleichmäßig aktiviert werden, trägt dies zum Gleichgewicht im Vegetativum bei. Um diesen Effekt in seiner ganzen Ausprägung zu nutzen, ist es hilfreich, die Nadi Shodana regelmäßig zu üben.

Die Kontraindikationen der Nadi Shodana Pranayama

Kontraindikationen in dem Sinne gibt es nicht. Haben Sie allerdings eine verstopfte Nase, wird es wahrscheinlich schwierig bis unmöglich, die Wechselatmung zu praktizieren.

Manche Menschen mögen keine regulierte Atmung. In diesem Fall sollte man sich langsam herantasten, indem man kurze Atemzüge macht und auch vielleicht die jeweiligen Nasenlöcher nicht richtig zuhält, sondern nur die entsprechenden Nasenflügel sanft berührt.

Sollten Sie zurzeit psychisch nicht sehr stabil sein, kann es sinnvoll sein, diese Atemtechnik mit der Verwurzelungs-Trance im Kapitel 3 (S. 83) zu kombinieren, indem Sie sich erst verwurzeln und dann direkt im Anschluss die Nadi Shodana praktizieren.

Der Ablauf der Nadi Shodana Pranayama

Das Chin-Mudra bei der Nadi Shodana

- Die Nasen-Wechsel-Atmung macht man in Kombination mit dem sogenannten Chin-Mudra (s. Abb. 27 u. Abb. 28).
- Als Mudras bezeichnet man das sogenannte Finger-Yoga, welches sich aus speziellen Finger- und Handstellungen zusammensetzt. Diese speziellen Positionen fördern den feinstofflichen Energiefluss im Körper. Nähere Informationen zu den Mudras finden Sie im Kapitel 5 (S. 180).
- Beim hier genutzten Chin-Mudra werden die Spitzen von Daumen und Zeigefinger der linken Hand ganz leicht zusammengedrückt und die restlichen Finger, nämlich Mittelfinger, Ringfinger und kleiner Finger,

sind locker ausgestreckt, während die linke Hand mit der Handfläche nach oben entspannt auf dem linken Oberschenkel liegt. Dieses Chin-Mudra hat positive Auswirkungen auf den Bereich zwischen Nabel und Kehle und begünstigt hier den Energiefluss.

Die Position während der Nadi Shodana

- Diese Atemtechnik können Sie im Diamantsitz (s. Abb. 25), also kniend auf dem Boden, im Schneidersitz, natürlich im Lotussitz oder mit gestreckten Beinen sitzend oder auch ganz bequem auf dem Stuhl durchführen. Setzen Sie sich eventuell vorne auf die Stuhlkante, damit Sie aufrecht sitzen können. In jedem Fall ist es wichtig, dass Ihre Wirbelsäule für den freien Fluss der Energie aufgerichtet ist.
- Die Schultern bleiben während der gesamten Zeit entspannt.

Der Fluss des Atems bei der Nadi Shodana

- Atmen Sie in einem gleichmäßigen Rhythmus so lang und so tief, wie es für Sie angenehm ist, durch die Nase ein und aus.
- Wenn Sie etwas geübter sind, werden die Atemzüge automatisch länger und tiefer. Versuchen Sie immer, so lang und tief, wie es Ihnen angenehm und möglich ist, zu atmen.

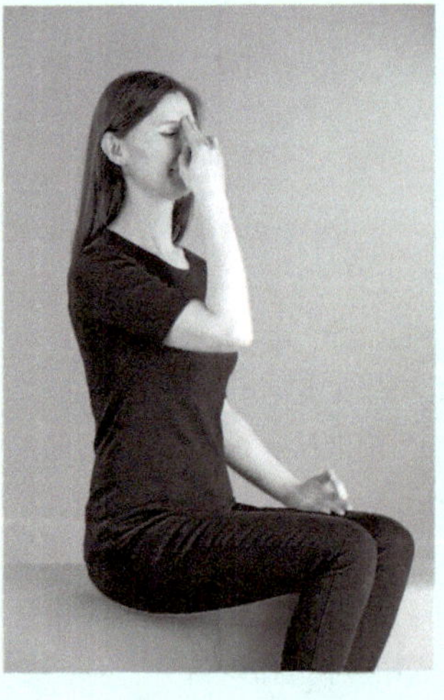

Abb. 23: Die Position beider Hände bei der Nadi Shodana Pranayama

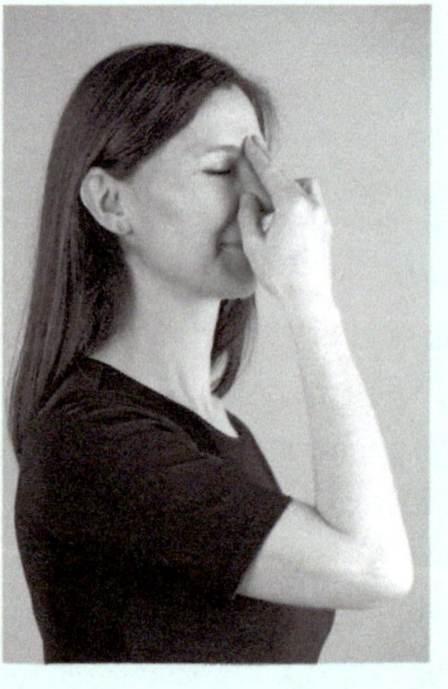

Abb. 24: Die Position der Finger der rechten Hand bei der Nadi Shodana Pranayama

Eine vollständige Runde Nadi Shodana

- Setzen Sie sich aufrecht und entspannt hin.
- Legen Sie beide Hände mit den Handflächen nach oben auf die Oberschenkel oder Knie und nehmen achtsam wahr, was gerade ist.
- Schließen Sie Ihre Augen und beobachten Sie Ihren Atem, bis er ruhig und gleichmäßig geworden ist. Der Atem fließt durch beide Nasenlöcher gleichmäßig ein und aus. Bringen Sie Ihre Achtsamkeit auf das Ein- und Ausströmen des Atems.
- Legen Sie für das Chin-Mudra die linke Hand mit der Handfläche nach oben auf das linke Bein oder Knie und formen Sie einen Kreis mit dem Daumen und Zeigefinger der linken Hand. Strecken Sie die restlichen Finger sanft wie zuvor beschrieben.
- Legen Sie sanft den rechten Daumen auf den rechten Nasenflügel unterhalb des Nasenbeins und den Ringfinger sowie den kleinen Finger auf den linken Nasenflügel. Der Zeigefinger und der Mittelfinger berühren an der Stirn den Punkt zwischen den Augenbrauen.
- Der rechte Nasenflügel wird durch den Daumen mit leichtem Druck verschlossen – nun atmen Sie durch das linke Nasenloch vollständig aus.
- Das rechte Nasenloch bleibt verschlossen und Sie atmen durch das linke Nasenloch sanft und tief ein.
- Mit dem Ringfinger und dem kleinen Finger verschließen Sie nun das linke Nasenloch. Dadurch entsteht eine kleine Pause. Nun öffnen Sie das rechte Nasenloch, um dort vollständig auszuatmen.
- Nun atmen Sie durch das rechte Nasenloch wieder sanft und tief ein, während der linke Nasengang verschlossen bleibt.
- Verschließen Sie dann mit dem Daumen das rechte Nasenloch. Es entsteht eine kleine Pause. Atmen Sie durch das linke Nasenloch wieder aus.

Bitte beachten Sie bei der Nadi Shodana Folgendes:

- Atmen Sie so tief und sanft wie möglich ein und so tief und sanft wie möglich wieder aus.
- Bei der Wechselatmung beginnen wir immer mit dem linken Nasengang und hören auch wieder mit der linken Seite auf.
- Erlauben Sie sich die kleine Pause beim Wechsel der Nasenlöcher.

- Nach Abschluss der Wechselatmung legen Sie beide Hände mit den Handflächen nach oben auf die Oberschenkel oder Knie und spüren noch zwei bis drei Minuten achtsam nach.
- Sollte Ihnen schwindelig werden, beenden Sie noch die Runde, indem Sie links das letzte Mal ausatmen, und entspannen sich dann. Steigern Sie sich langsam.
- Beginnen können Sie mit zehn Runden, um sich dann auf fünfzehn Runden zu steigern. Eine komplette Runde ist einmal durch das linke Nasenloch ein- und ausatmen und einmal durch das rechte Nasenloch ein- und ausatmen.
- Empfohlen wird auch, 3–5 Minuten auf diese Art zu atmen, um eine Wirkung zu spüren. Danach können Sie die Dauer weiter steigern. Wenn Sie für 7–10 Minuten drei bis fünf Mal in der Woche Nadi Shodana praktizieren, können Sie sowohl einen erschöpften und damit viel zu niedrigen Energielevel als auch einen unruhigen und dadurch zu hohen Energielevel ausgleichen.
- Da der Geist durch die Wechselatmung in der Regel sehr ruhig wird, kann man danach besonders gut meditieren.
- Die Wechselatmung kann man zu jeder Zeit und an fast jedem Ort ausführen. Sie brauchen lediglich einen ruhigen Moment für einige entspannende Atemzüge.
- Gute Videos zur Wechselatmung von qualifizierten Yogalehrern finden Sie zum Beispiel auf YouTube.

DIE BHASTRIKA PRANAYAMA ODER DIE BLASEBALG-ATMUNG

Die sogenannte Bhastrika Pranayama heißt übersetzt Blasebalg-Atmung.[51] Sowohl das Einatmen als auch das Ausatmen wird bei dieser sehr intensiven Atemübung akzentuiert. Das Einatmen klingt dabei wie ein Blasebalg, der auseinandergezogen wird, und das Ausatmen klingt, als würde derselbe zusammengedrückt werden. So hat das entstehende Geräusch dieser Atemtechnik ihren Namen gegeben. Diese Art der Atmung erinnert auch an eine Dampflok, wenn man derart kräftig durch die Nase ein- und ausatmet. Der Atem wird dadurch automatisch kraftvoller und tiefer.

Im Yoga wird eine Kraft beschrieben, die tief in unserem Zentrum wohnt. Die Bhastrika verfügt über die Fähigkeit, diese uns ureigene Energie wieder zu erwecken und zu aktivieren. Durch diese sehr dynamische Art der Einatmung wird der Körper in kürzester Zeit energetisiert. Deshalb wird die Bhastrika Pranayama auch als Kaffee des Yogis bezeichnet.

Wenn wir so kräftig ausatmen, wie wir es in der Bhastrika tun, entlastet das sehr unseren Geist und klärt unsere Gedanken. Wir haben dadurch die Möglichkeit, viel Stress und Belastung abzugeben. Somit verbessert sich auch die Stimmung, wir sind erfrischt und fühlen uns gestärkt.

Auch durch diese Atemtechnik wird das vegetative Nervensystem harmonisiert, indem der Vagusnerv aktiviert wird (s. »Der Sympathikus und Parasympathikus des autonomen Nervensystems«, S. 30) und es zur Ausschüttung von Hormonen wie Prolaktin und Oxytocin kommt, die uns helfen, u. a. hohe Belastung gut zu überstehen und uns wohlzufühlen. Zudem hilft die Bhastrika ganz profan, die Nase frei zu bekommen.

Die Kontraindikationen bei der Bhastrika

Sollten Sie an Bluthochdruck oder einem Glaukom leiden, dann ist es wichtig, die Bhastrika pro Durchgang nur 5-mal statt wie beschrieben 20-mal auszuführen.

Wenn Sie sich unsicher sind, fragen Sie Ihren Arzt. Sollten Sie schwanger sein, dann sollten Sie nicht in der Schwangerschaft mit der Bhastrika beginnen, sondern erst nach der Entbindung. Wenn Sie die Bhastrika schon vor der Schwangerschaft praktiziert haben, können Sie mit Ihren Übungen einfach fortfahren.

Bei Schmerzen oder gravierenden Schulterproblemen sollten Sie vorsichtig sein und Ihren Arzt befragen. Die Bhastrika soll natürlich keine Schmerzen verursachen, etwas Muskelkater ist aber erlaubt.

Bitte beachten Sie bei der Bhastrika Folgendes:

- Da man bei dieser Atemtechnik dynamisch durch die Nase atmet, ist es ggf. wichtig, sich vorher die Nase zu putzen.
- Sie atmen kräftig durch die Nase ein und aus. Das Einatmen sowie das Ausatmen sind hierbei gleich lang.

- Die Bhastrika wird in der Regel in einem Durchgang 20-mal durchgeführt. Zu Beginn reicht es aus, wenn sie 15 Wiederholungen machen. Sobald es Ihnen möglich ist, steigern Sie die Anzahl auf 20.
- Nach einer Runde von 20 Wiederholungen ruhen Sie sich aus, indem Sie die Hände mit den Handflächen nach oben auf die Oberschenkel oder Knie legen und einfach auf Ihren Atem fokussieren. Anschließend führen sie zwei weitere Runden mit je 20 Wiederholungen und einer Pause zwischen den Runden aus.
- Wenn man mit der Bhastrika beginnt, kann es sein, dass einem schwindelig wird oder der Körper zu kribbeln beginnt. Das ist in der Regel harmlos. Sollte es Sie aber beunruhigen, reduzieren Sie einfach die Wiederholungen. Wenn Sie sich daran gewöhnt haben und sich wohlfühlen, können Sie in Ihrem Tempo die Anzahl steigern.
- Wenn Sie diese Blasebalgatmung drei Runden à 20 Wiederholungen absolviert haben, ruhen Sie sich eine Weile aus, indem Sie die Hände mit den Handflächen nach oben auf die Oberschenkel oder Knie legen. Sie können beispielsweise nachspüren, wie sich die Energie oder der Raum in Ihrem Körper anfühlt.
- Da der Geist nach der Bhastrika in der Regel sehr ruhig und klar ist, fällt Meditieren danach leicht.
- Benutzen Sie auf jeden Fall eine normale Atmung für die Bhastrika und keine Ujjayi-Atmung!
- Ein Video zum Ablauf der Bhastrika finden Sie von Kursleitern von Art of Living auf YouTube.

Auf den folgenden Fotos finden Sie den Ablauf der Bhastrika und weiter unten die genaue Beschreibung des Ablaufs.

Die Position bei der Bhastrika

Diese Atemtechnik können Sie, wie auf Abbildung 25 im sogenannten Diamantsitz kniend auf dem Boden oder auch ganz bequem auf dem Stuhl durchführen. Setzen Sie sich dazu unbedingt vorne auf die Stuhlkante, damit Sie aufrecht sitzen und Ihre Arme frei bewegen können. In jedem Fall ist es wichtig, dass Ihre Wirbelsäule für den freien Fluss der Energie aufgerichtet ist.

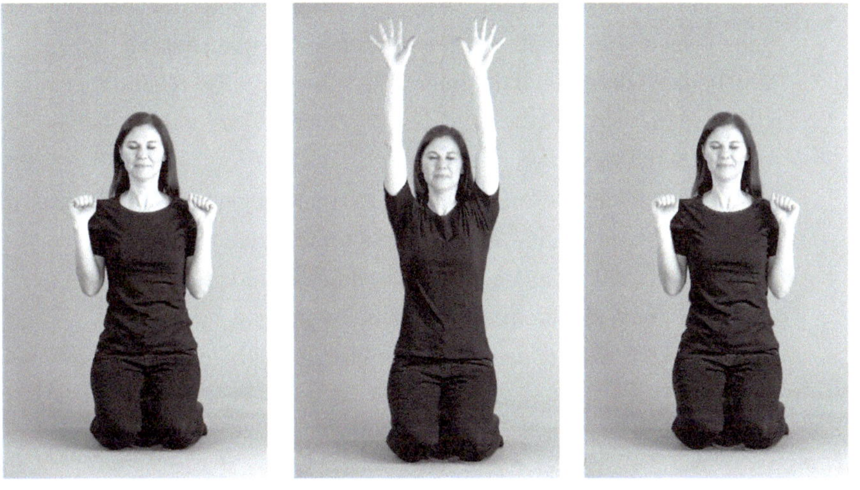

Abb. 25: Der Ablauf der Bhastrika

Der Ablauf der Bhastrika

- Sitzen Sie stabil und mit aufrechter Wirbelsäule.
- Halten Sie den Kopf aufrecht und schließen Sie Ihre Augen.
- Legen Sie beide Hände mit den Handflächen nach oben auf die Oberschenkel oder Knie.
- Atmen Sie entspannt einige Male tief ein und aus.
- Nehmen Sie nun die Hände locker zu leichten Fäusten geschlossen, die Daumen bleiben außen, beugen Sie die Ellbogen, sodass sich die Fäuste auf der Höhe der Schultern befinden. Wenn möglich berühren Ihre Oberarme dabei seitlich Ihren Brustkorb.

- Die Schultern bleiben entspannt.
- Während Sie tief und kräftig durch die Nase einatmen, »werfen« Sie Ihre Arme wie ein Kind dynamisch und nah am Kopf und den Ohren vorbei nach oben in Richtung Zimmerdecke und öffnen dabei beide Hände und spreizen die Finger. Die Arme befinden sich also neben den Ohren.
- Dann bringen Sie Ihre Ellbogen wieder dynamisch nach unten, sodass sie leicht den Brustkorb berühren. Schließen Sie währenddessen die Hände wieder und atmen dabei kräftig wie eine Dampflok durch die Nase aus.
- Legen Sie beide Hände mit den Handflächen nach oben auf die Oberschenkel oder Knie und atmen Sie entspannt einige Male tief ein und aus. Ruhen Sie sich für ca. 15 bis 30 Sekunden aus und spüren Sie dem Energiefluss in Ihrem Körper nach.
- Wiederholen Sie diese Atmung 15- bis 20-mal in einem gleichmäßigen Rhythmus. Halten Sie die Geschwindigkeit und werden Sie nicht schneller. Wenn Sie es etwas langsamer durchführen möchten, lassen Sie die Arme einfach einen Moment länger nachschwingen.
- Wiederholen Sie diese dynamische Atmung für insgesamt drei Runden à 15–20 Atemzüge.

DIE UJJAYI-ATMUNG ODER DER ATEM DES SIEGES

Die Ujjayi-Atmung[52] ist eine ganz besondere Atmung und heißt übersetzt »Atem des Sieges«. Was Sie sonst womöglich nicht dürfen oder wollen, ist hier nicht nur erlaubt, sondern sogar erwünscht: Sie dürfen quasi schnarchen! Bei dieser Atemtechnik wird der Atem durch eine Art Reibelaut (Ujjayi) verlangsamt, und es entsteht ein ganz leichtes Geräusch – ähnlich wie beim Hauchen oder Schnarchen. Auch wenn wir flüstern, wird die Stimmritze verengt. Dadurch strömt die Atemluft beim Einatmen und Ausatmen nun gebremst durch diese verkleinerte Öffnung, wodurch dieses hauchende Geräusch – der sogenannte Ujjayi-Laut – entsteht.

Durch den Verschluss der Stimmritze bei der Ujjayi-Atmung, die eine der wichtigsten Pranayamas darstellt, atmen wir sehr kontrolliert und langsam ein und aus. Das wiederum aktiviert den Parasympathikus, und wir beruhigen uns (s. auch »Der Sympathikus und Parasympathikus des autonomen Nervensystems«, S. 30).

Im Yoga ist beschrieben, dass man durch die Ujjayi-Atmung sehr viel vom Prana, der feinstofflichen Lebensenergie, aufnimmt, wodurch man nach dieser Atemtechnik über mehr Energie verfügt. Zudem beruhigt und harmonisiert sie das Prana. Sie wirkt ausgleichend auf Körper und Geist, sie wärmt, beruhigt, harmonisiert und energetisiert.

Außerdem trägt sie zur Weitung der Lunge bei, sodass Sie Ihr Atemvolumen durch regelmäßiges Üben steigern können. Das Zwerchfell wird gekräftigt, weil wir gegen den Widerstand der verengten Stimmritze atmen müssen. Das verstärkt wiederum die Bauchatmung, wodurch der Parasympathikus aktiviert wird.

Durch die Ujjayi-Atmung wird auch Schleim in der Kehle und dem Rachen gelockert. So können sich Verspannungen in diesem Bereich lösen.

Der Schwerpunkt der Ujjayi-Atmung liegt auf der Kehle, die leicht verengt wird. So benötigt die Luft mehr Zeit, in den Körper hinein und wieder aus dem Körper heraus zu strömen. Die Hauptleitung der feinstofflichen Lebensenergie im Körper öffnet sich, und es strömt mehr vitale Kraft hinein als bei der normalen Atmung.

Sowohl die langsame und entspannte Einatmung als auch die Ausatmung erfolgen wie gewohnt durch die Nase. Durch die Verengung der Kehle entsteht ein Geräusch ähnlich wie »Ahhhhhh«.

Stellen Sie sich vor, es ist ein wirklich heißer Tag, und Sie trinken in der Mittagshitze ein eiskaltes Glas Ihres Lieblingsgetränks mit vielen Eiswürfeln. Welches Geräusch würden Sie beim Trinken dieses eiskalten Getränks machen? Höchstwahrscheinlich den Sound »Aaahhhh«.

Ein anderes Bild für diese Art der Atmung könnte sein, dass Sie sich einen Spiegel vorstellen, den Sie anhauchen. Auch hier liegt das Geräusch »Aaahhhh« nahe.

Probieren Sie es einfach mal aus: Schließen Sie den Mund, atmen Sie sanft und tief ein und machen dabei diesen leichten Schnarchton von der hinteren Seite der Kehle – sowohl beim Einatmen als auch beim Ausatmen. Wenn Sie das einige Minuten lang geduldig ausprobieren, wird es Ihnen mehr und mehr gelingen.

Sie können auch versuchen, den »Aaahhhh«-Ton ausatmend zu flüstern. Danach versuchen Sie, auch beim Einatmen auf diese Art und Weise zu hauchen. Lassen Sie dabei Ihre Stimmmuskeln entspannt und spüren Sie die Verengung in Ihrer Kehle. Bleiben Sie auch im Nacken, in den Schultern und der Kiefermuskulatur sowie im Mundraum entspannt.

Oder klingt es für Sie wie das Rauschen der Wellen am Meer? Vielleicht registrieren Sie schon jetzt, dass Sie ruhiger werden, während Sie diesem Rauschen in Ihrer Kehle zuhören.

Sollten Sie sich unsicher sein, ob Sie diese Atemtechnik richtig machen, finden Sie auf YouTube Anleitungen von qualifizierten Yogalehrern unter dem Stichwort »Ujjayi-Atmung«.

Die Kontraindikationen der Ujjayi-Atmung

Für die Ujjayi-Atmung sind mir keine Kontraindikationen bekannt. Sollten Sie allerdings einen trockenen Reizhusten haben, ist es natürlich möglich, dass diese Atmung den Husten verstärkt. Probieren Sie es in dem Falle einfach aus und lassen diese Atmung ggf. ausfallen, bis Sie wieder gesund sind.

Die Position der Ujjayi-Atmung

Diese Atemtechnik können Sie kniend auf dem Boden (im Diamantsitz, s. Abb. 25) im Schneidersitz, natürlich im Lotussitz oder mit gestreckten Beinen sitzend oder auch ganz bequem auf dem Stuhl durchführen (s. Abb. 26). Setzen Sie sich am besten vorne auf die Stuhlkante, damit Sie aufrecht sitzen können. In jedem Fall ist es wichtig, dass Ihre Wirbelsäule für den freien Fluss der Energie aufgerichtet ist.

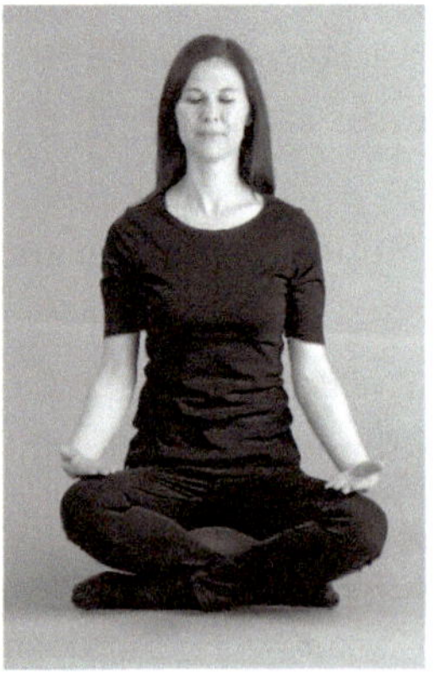

Abb. 26: Die Position bei der Ujjayi-Atmung

Der Ablauf der Ujjayi-Atmung

- Setzen Sie sich bequem und stabil mit gerader Wirbelsäule hin.
- Halten Sie den Kopf aufrecht und schließen Sie Ihre Augen.
- Legen Sie beide Hände mit den Handflächen nach oben auf die Oberschenkel oder Knie.
- Atmen Sie entspannt einige Male tief ein und aus. Lassen Sie den Atem einfach fließen und nehmen ihn achtsam wahr.
- Nun gehen Sie über zu sanften und tiefen Ujjayi-Atemzügen mit geschlossenem Mund.
- Atmen Sie dabei vollständig durch die Nase ein und machen das weiter oben beschriebene Geräusch »Aaahhhh« in Ihrer Kehle.
- Atmen Sie dabei vollständig durch die Nase aus und machen dabei ebenso in Ihrer Kehle das oben beschriebene Geräusch »Aaahhhh«.
- Atmen Sie 5–10 Minuten lang ganz entspannt mit tiefen und sanften Ujjayi-Atemzügen ein und aus.
- Zum Abschluss spüren Sie nach, wie es Ihnen geht – wie sich Ihr Körper anfühlt, wie ruhig Ihre Gedanken sind, wie entspannt Ihre Gefühle sind oder wie viel Energie Sie jetzt im Vergleich zu vorher zur Verfügung haben.

Die Besonderheiten der Ujjayi-Atmung

- In unserem ganz normalen Alltag können wir die Ujjayi-Atmung jederzeit einsetzen, um uns zu entspannen oder um entspannt zu bleiben.
- Auch wenn Sie im Bett liegen und schlafen möchten, können Sie die Ujjayi-Atmung nutzen. Allerdings sollten Sie maximal 10 solcher Atemzüge praktizieren. Wenn Sie mehr als 10 machen, steigt Ihr Energielevel, und Sie können womöglich nicht mehr einschlafen. Am besten probieren Sie aus, wie viele Ujjayi-Atemzüge um diese Uhrzeit für Sie gut sind.
- Die Ujjayi-Atmung können Sie mit ruhigen und langsamen Asanas, also den Körperübungen im Yoga, kombinieren. Dadurch intensivieren Sie den Effekt der Asanas.

- Wenn Sie die Ujjayi-Atmung gerade erst gelernt haben, dann bleiben Sie vorerst bei der hier beschriebenen einfachen Art der Anwendung.
- Sollten Sie mit der Ujjayi-Atmung schon ein wenig vertraut sein, dann können Sie sie mit den im nächsten Kapitel beschriebenen Mudras – dem Finger-Yoga – kombinieren.

DIE MUDRAS ODER DAS FINGER-YOGA

Unter den sogenannten Mudras versteht man im Yoga bestimmte Positionen der Finger bzw. der Hände.[53] Dieses sogenannte Finger-Yoga fördert den Fluss der feinstofflichen Energie im Körper. Das Prana wird mit Hilfe der unterschiedlichen Mudras in verschiedene Bereiche des Körpers gelenkt. Tausende von Nervenfasern laufen zu unseren Fingerspitzen. Wie wir aus der Reflexzonentherapie wissen, spiegeln die Reflexzonen der Hände und Füße den ganzen Körper wider. Somit sind unsere Finger und Hände ebenso wie der Atem ein großartiges Werkzeug für unsere Entspannung und den Energiefluss. Achtsamkeit und Wertschätzung sind auch für den Einsatz der Mudras elementar.

Ich möchte Ihnen vier Mudras vorstellen, die den Energiefluss in verschiedenen und bestimmten Bereichen des Körpers harmonisieren: das Chin-Mudra, das Chinmaya-Mudra, das Adi-Mudra und das Merudanda-Mudra.[54] Sie können die Mudras einzeln ausführen oder aber auch in der vorgegebenen Reihenfolge. Haben Sie beispielsweise Kopfschmerzen, können Sie das Adi-Mudra nutzen, da es den Kopf im Gesamten energetisch ausgleicht.

Die Besonderheiten der Mudras

- Sie können die Mudras mit normaler Atmung durchführen oder ebenso mit der Ujjayi-Atmung (s. »Die Ujjayi-Atmung oder der Atem des Sieges«, S. 176) kombinieren. Die Ujjayi-Atmung ist zu bevorzugen.
- In der Reihenfolge Chin-Mudra, Chinmaya-Mudra, Adi-Mudra und Merudanda-Mudra führen Sie die Positionen nacheinander aus.

- 8–10 Atemzüge lang halten Sie jedes dieser Mudras, wobei Sie entweder lang und tief in der normalen Atmung atmen oder am besten, wenn Sie es beherrschen, in der Ujjayi-Atmung, weil dies einen noch größeren Effekt hat.

Die Position bei Ausführung der Mudras

Auch diese Atemtechnik können Sie kniend auf dem Boden (im Diamantsitz, s. Abb. 25), im Schneidersitz, natürlich im Lotussitz, mit gestreckten Beinen sitzend oder auch ganz bequem auf dem Stuhl durchführen. Setzen Sie sich am besten vorne auf die Stuhlkante, damit Sie aufrecht sitzen können. In jedem Fall ist es auch hier wichtig, dass Ihre Wirbelsäule für den freien Fluss der Energie aufgerichtet ist.

Der Ablauf der Mudras

Bei allen Mudras nehmen Sie bitte folgende Position ein:

- Setzen Sie sich bequem und stabil mit gerader Wirbelsäule hin.
- Halten Sie den Kopf aufrecht und schließen Sie Ihre Augen.
- Legen Sie beide Hände mit den Handflächen nach oben auf die Oberschenkel oder Knie (s. Abb. 26, S. 178).
- Atmen Sie entspannt einige Male tief ein und aus. Lassen Sie den Atem einfach fließen und nehmen ihn achtsam wahr.
- Formen Sie mit den Fingern beider Hände das jeweilige Mudra in der unten vorgegebenen Reihenfolge.
- Nun gehen Sie über zu sanften und tiefen Atemzügen mit geschlossenem Mund durch die Nase. Wenn Sie können, bevorzugen Sie bitte die Ujjayi-Atmung.
- Nach der Durchführung der vier Mudras können Sie in eine Meditation übergehen (S. 185).

Die Ausführung der vier Mudras im Einzelnen

Das Chin-Mudra

Das erste Mudra ist das sogenannte Chin-Mudra (s. Abb. 27 u. Abb. 28). Die Fingerspitzen von Daumen und Zeigefinger werden entspannt zusammengedrückt. Die restlichen Finger sind locker gestreckt, und die Hände liegen entspannt auf den Oberschenkeln bzw. Knien, wobei die Handflächen nach oben zeigen.
Das Chin-Mudra harmonisiert den Bereich zwischen Nabel und Kehle.

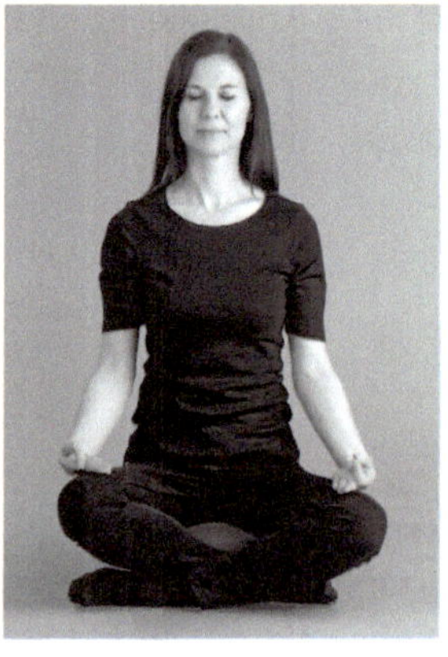

Abb. 27: Die Sitzposition beim Chin-Mudra

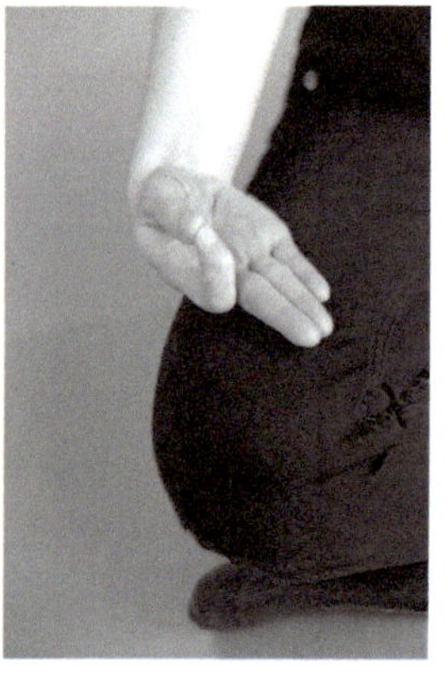

Abb. 28: Die Handposition beim Chin-Mudra

Das Chinmaya-Mudra

Das zweite Mudra wird Chinmaya-Mudra genannt.

Die Fingerspitzen von Daumen und Zeigefinger bleiben in der Position und sind entspannt zusammengedrückt. Die restlichen Finger bilden nun eine leichte Faust und rollen sich in Richtung Handfläche ein. Die Hände liegen entspannt auf den Oberschenkeln bzw. Knien, wobei die Handflächen nach oben zeigen (s. Abb. 29).

Das Chinmaya-Mudra harmonisiert den Bereich zwischen Kehle und dem Punkt auf der Stirn zwischen den Augenbrauen, dem sogenannten dritten Auge.

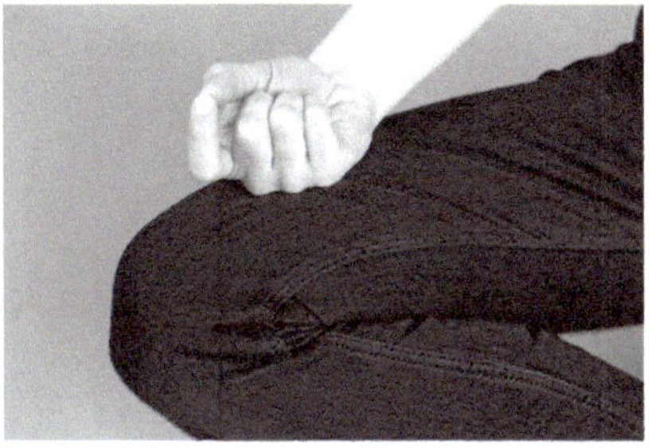

Abb. 29: Die Handposition beim Chinmaya-Mudra

Das Adi-Mudra

Beim Adi-Mudra legen Sie den Daumen in die Handinnenfläche und umschließen ihn mit den restlichen Fingern, sodass Sie nun um den Daumen herum eine leichte Faust bilden. Die Handflächen zeigen nach oben und die Hände liegen weiterhin entspannt auf den Oberschenkeln bzw. Knien (Abb. 30).

Das Adi-Mudra ist wohltuend für den Kopfbereich. Es aktiviert wechselseitig die beiden Gehirnhälften und lenkt das Prana in den Kopf.

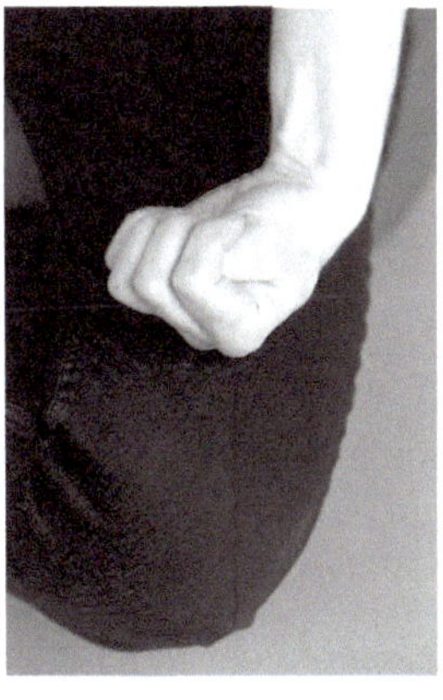

Abb. 30: Die Handposition beim Adi-Mudra

Das Merudanda-Mudra

Das sogenannte Merudanda-Mudra ist das vierte Mudra.

Nun ruhen die äußeren Handkanten auf den Oberschenkeln oder auf den Knien, die vier Finger bilden eine leichte Faust und der Daumen zeigt nach oben. Strecken Sie dabei den Daumen so gut wie möglich nach oben (s. Abb. 31).

Das Merudanda-Mudra transportiert die Energie über die feinstofflichen Kanäle vom Beginn der Wirbelsäule bis zu ihrem obersten Bereich.

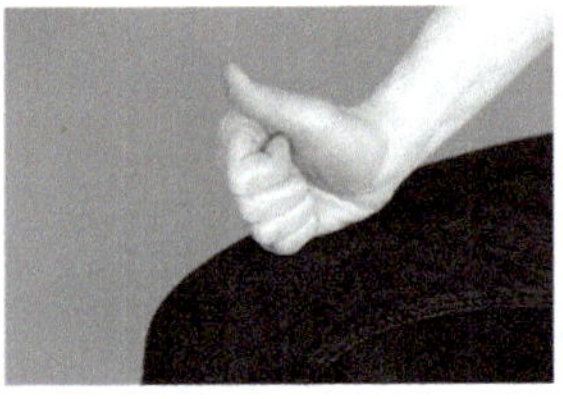

Abb. 31: Die Handposition beim Merudanda-Mudra

WANN IST DER BESTE ZEITPUNKT FÜR DIE ATEMTECHNIKEN?

Der beste Zeitpunkt zur Durchführung der Atemtechniken ist morgens auf nüchternen Magen. Dann starten Sie mit der bestmöglichen Energie in Ihren Tag und werden viele Dinge, die Ihnen begegnen, viel positiver wahrnehmen und verarbeiten, als es sonst womöglich der Fall gewesen wäre.

Sollten Sie kein Frühaufsteher sein, können Sie die Atemtechniken natürlich auch im Laufe des Tages machen. Günstig wäre es, zu den Mahlzeiten zwei Stunden Abstand zu halten und auch vorher keine koffeinhaltigen Getränke zu sich zu nehmen, weil Sie dadurch Unruhe in Körper und Geist vorprogrammieren.

DIE KOMBINATION DER ATEMTECHNIKEN

Ich selbst kombiniere die Atemtechniken in der Regel mit den Asanas – also den Körperübungen aus dem Yoga – und mit Meditation in folgender Reihenfolge (siehe »Die Praxis der Yoga-Atemübungen«, S. 163): Körperübungen, Atemtechniken, Meditation.

Die Mudras kann ich vor der Meditation durchführen oder auch völlig unabhängig in meinen Tagesablauf integrieren. Natürlich können Sie alle der aufgeführten Methoden einzeln ausüben.

Die Meditation nach den Atemtechniken

Wenn Meditation schon ein Teil Ihres Lebens ist, dann können Sie natürlich nach den Atemtechniken in gewohnter Weise meditieren.[55] Meditation bedeutet vereinfacht nur, mit dem eigenen Geist zu arbeiten.

Der Vollständigkeit halber möchte ich Ihnen hier drei ganz einfache Möglichkeiten der Meditation vorstellen, die Sie nach den Atemtechniken einsetzen können. Sie können wenige Minuten oder auch 20 Minuten meditieren – ganz so, wie es Ihnen angenehm ist und in Ihren Tagesablauf passt. Die Meditation sollten Sie so wie die Atemtechniken im Sitzen mit aufrechter Wirbelsäule ausführen, damit das Prana frei fließen kann.

- Falls Sie noch nicht mit Meditation vertraut sind, können Sie die Atemtrance als Meditation (s. S. 81) nutzen.
- Gegebenenfalls möchten Sie einfach nur wahrnehmen, was in diesem Moment ist. Dann können Sie die nun folgende Meditation einsetzen.
- Wenn Sie sich gerne auf Ihren Körper fokussieren, können Sie die Meditation zur Körperwahrnehmung wählen (s. unten).[56]
- Sie können auch die »drei goldenen Schritte der Meditation«[57] ausprobieren (s. S. 187).

MEDITATION – WAHRNEHMEN, WAS IST

Vielleicht möchten Sie die Augen schließen und sich einen Moment Zeit nehmen, um die Aufmerksamkeit nach innen zu richten ...
Sie nehmen beobachtend einfach wahr, was ist ...
Sie spüren Ihren Atem, Ihren Körper, hören vielleicht Geräusche ...
Und nehmen Sie einfach alles, was ist, wahr, beobachten Sie einfach ... akzeptieren Sie, was ist ...
Wenn Gedanken kommen, nehmen Sie wahr, dass Sie denken, und lassen Sie sie einfach los, wie Wolken am Himmel vorbeiziehen ...

MEDITATION – DEN KÖRPER WAHRNEHMEN

Auch diese Meditation können Sie einfach mit Ihrem Handy aufnehmen. Der Fokus liegt auf der Wahrnehmung der einzelnen Körperregionen.

Zwischen den einzelnen Beschreibungen der Körperteile sollten Sie hier immer mindestens ca. 5 Sekunden Pause machen. Sollten Sie die Körperwahrnehmung lieber langsamer machen wollen, verlängern Sie die Pausen zwischen den Sätzen einfach nach Ihren Bedürfnissen.

Vielleicht möchtest du die Augen schließen und dir einen Moment Zeit nehmen, um die Aufmerksamkeit nach innen zu richten …
Du nimmst beobachtend einfach wahr, was ist …
Du spürst deinen Atem, … deinen Körper, … hörst vielleicht Geräusche …
… und so, wie es ist, ist es genau richtig …
Du spürst, dass du Kontakt mit dem Boden hast …
Nun lade ich dich ein, deine Aufmerksamkeit auf deinen Körper zu lenken …
Beginne beim Scheitel …
Nimm die Scheitelregion achtsam wahr …
Nimm wahr, was es dort zu spüren gibt …
Lenke dann deine Wahrnehmung zum Hinterkopf …
Gehe dann mit der Aufmerksamkeit zu den Ohren …
… zur Stirn … zu den Augen … zu den Wangen … nimm achtsam die Nase wahr … und den Mund … und die Region zwischen Mund und Nase … das Kinn … den Hals … und den Nacken … richte deine Aufmerksamkeit auf deine Schultern … … auf die Oberarme … … die Unterarme … … die Hände … … und spüre deine ganzen Arme … …
… und richte jetzt deine Aufmerksamkeit auf den Oberkörper … … spüre die Wirbelsäule von oben bis unten … … spüre deinen Rücken …
und spüre jetzt die Vorderseite des Oberkörpers … … gehe bis zum Bauchbereich …
Spüre dein Becken … und deine Hüfte …
Spüre dann die Beine … von den Oberschenkeln … … zu den Knien … …
Spüre die Unterschenkel … … und die Füße … …
… und spüre dann noch mal … von den Hüftgelenken bis zu den Zehenspitzen – die Beine als Ganzes … …
… und wenn du magst, kannst du dir nun vorstellen, dass du durch den Scheitel einatmen kannst … und dass der Atem bis zu den Füßen fließt … und den Körper dort wieder verlässt …

Vielleicht möchtest du es dir aber auch genau andersherum vorstellen: einatmen über die Füße und ausatmen über den Scheitel ...

... ...

... und komme nun in aller Ruhe und mit all der Zeit, die du brauchst, mit deiner Aufmerksamkeit wieder hierher in diesen Raum zurück, indem du deinen Körper spürst ... und ... werde dir deiner Körpergrenzen bewusst ...
... und kehre dann mit deiner Aufmerksamkeit bewusst in diesen Raum zurück und nimm ihn mit deiner ganzen Aufmerksamkeit wahr ...

EINE ERWEITERUNG DER MEDITATION – DIE 3 GOLDENEN SCHRITTE

Um in der Meditation alles vollständig loszulassen, können Sie sich, wenn Sie möchten, innerlich noch folgende kurze Sätze sagen:

Ich will nichts.
Ich tue nichts.
Ich bin nichts.

Es wird sich vielleicht erst mal nicht so vertraut anfühlen oder gar seltsam erscheinen! Vielleicht möchten Sie es dennoch einfach ausprobieren, wie es sich für Sie anfühlt, wenn Sie diese drei sogenannten goldenen Schritte der Meditation befolgen.

GEDULD IST DIE MUTTER DER PORZELLANKISTE

Falls es Ihnen auf Anhieb noch nicht so leicht gelingt zu meditieren: Haben Sie Geduld. Manche Dinge brauchen ein wenig Zeit, und irgendwann versteht man gar nicht mehr, dass es zuvor nicht funktioniert hat.

Wenn Sie Unterstützung brauchen, können Sie auch die sogenannte Surdashan Kriya erlernen. Bei der Surdashan Kriya handelt es sich um die wichtigste Atemtechnik, die Sie im ersten Atemkurs von *Art of Living* lernen und die Sie unter anderem unterstützen kann, besser und leichter zu meditieren (S. 160).

6 ÜBUNGSVERZEICHNIS ZU DEN EINSATZMÖGLICHKEITEN ALLER METHODEN

Damit Sie sich in diesem Buch schneller orientieren können, finden Sie in diesem Kapitel einen Überblick über die unterschiedlichen Möglichkeiten, wie Sie die in diesem Buch vorgestellten Methoden einsetzen können. Es geht vom Bereich der Reorientierung bei massivem Stresserleben bis hin zu allgemeinen Methoden, die grundsätzlich entspannen und das Erleben von Lösungshaltungen in Ihrem Alltag fördern.

Zusätzlich werden die Methoden aufgeführt, die explizit helfen, das problembehaftete Erleben von bestimmten Situationen zu verändern und damit zu verbessern.

Natürlich können Sie auch experimentieren, welche Übungen zu Ihren gewünschten Kontexten passen. Hilfreich kann es sein, wenn Sie sich eine persönliche Liste Ihrer Lieblingsmethoden erstellen, damit Sie bei Bedarf sofort darauf zugreifen können, statt lange zu suchen.

Ich wünsche Ihnen viel Freude und Erfolg mit meinen Lieblingsmethoden!

Basisübungen für körperliche und seelische Harmonie

Hier finden Sie ganz einfache Tipps und Übungen, die Ihnen Anregungen für ein glückliches und gesundes Leben anbieten.

Übungen zur Reorientierung und Stabilisierung

Diese Methoden sind insbesondere hilfreich, wenn starke Ängste oder auch traumatische Erfahrungen hinter den Symptomen liegen und Sie sich einfach zur Stabilisierung ins Hier und Jetzt reorientieren wollen.

Übungen zur Stabilisierung, Entspannung und Beruhigung

In diesem Absatz finden Sie zusätzlich zu den oben genannten weitere hilfreiche Methoden aus allen Kapiteln dieses Buches, die Sie stabilisieren können. Sie wirken unterstützend bei nahezu jeder Art von psychischer Symptomatik und ebenso bei körperlichen Symptomen wie beispielsweise Schmerzen, Migräne, Tinnitus, Autoimmunreaktionen, Magen-Darm-Erkrankungen oder sonstigen schweren Erkrankungen.

ÜBUNGEN AUS DER EINFÜHRUNG ZUR STABILISIERUNG, ENTSPANNUNG UND BERUHIGUNG

ÜBUNGEN AUS DER SELBSTHYPNOSE ZUR STABILISIERUNG, ENTSPANNUNG UND BERUHIGUNG

Mit den Techniken aus dem Bereich der Selbsthypnose haben Sie ein wunderbares Mittel, um sich in allen Kontexten zu entspannen und das innere System zu beruhigen oder auch zu stabilisieren.

- »Das erweiterte Augenrollen« (S. 71)
- Trance-Anleitung zu »Dein Atem ist ein Meister in Sachen Beruhigung« (S. 81)
- Trance-Anleitung zu »Erden und verwurzeln« (S. 83)
- Trance-Anleitung zum Modul »Die Treppe« (S. 88)
- Trance-Anleitung zum Modul »Schutz um den inneren sicheren Ort installieren« (S. 91) bzw. das magische Schutzschild
- Trance-Anleitung zur gesamten Selbsthypnose »Innerer sicherer Ort« (Online-Anhang 1, siehe S. 4)
- Trance-Anleitung zur Selbsthypnose »Die innere Kraft« (S. 99)
- Die Anleitung zur Ressourcen-Trance (S. 105)
- Anleitung zur Trance »Der Lichtkanal zur Verbindung mit spirituellen Energien« (S. 119)
- Anleitung zur »Licht-Trance zur Reinigung von Körper und Seele« (S. 124)

ÜBUNGEN AUS DER ENERGETISCHEN PSYCHOTHERAPIE ZUR STABILISIERUNG, ENTSPANNUNG UND BERUHIGUNG

Die Module der Klopftechniken eignen sich einzeln hervorragend zur Stabilisierung und zur Beruhigung. Probieren Sie abhängig von den verschiedenen Kontexten einfach aus, ob für Sie einzelne Module oder das Durchführen der erweiterten MET bzw. EFT am hilfreichsten sind.

- Das Hook-up – der Überkreuzsitz (S. 137)
- Die Gebetsposition oder Fingerberühr-Übung (S. 140)
- Die Selbstakzeptanz oder die Umkehrungspunkte (S. 141)
- Die Anleitung zur erweiterten MET – ein schnell wirkendes Verfahren aus der Energetischen Therapie zur Selbsthilfe (Online-Anhang 2, siehe S. 4)
- Die Anleitung zur erweiterten EFT (Online-Anhang 2, siehe S. 4)
- Die Integration oder die 9-Gamut-Serie (S. 151)
- »Das einfache Augenrollen« (S. 154)

ÜBUNGEN AUS DEM YOGA – ATEMTECHNIKEN, MUDRAS UND MEDITATION ZUR STABILISIERUNG, ENTSPANNUNG UND HARMONISIERUNG DES ENERGIESYSTEMS

Die vorgestellten Methoden aus dem Yoga sind unter anderem sehr hilfreich, um Körper, Geist und Seele zu entspannen und zu harmonisieren sowie den Energiepegel auszugleichen bzw. zu erhöhen.

Übungen zur Gestaltung und Veränderung des Erlebens

Die folgenden Methoden sind speziell zur Veränderung des Erlebens, der Wahrnehmung oder Interpretation bestimmter Situationen, aber auch der empfundenen Gefühle oder körperlicher Reaktionen, geeignet. Sie können sie einsetzen, wann immer Sie etwas in Ihrem Erleben oder an Ihren Reaktionen verändern wollen – seien es Themen aus der Vergangenheit, bei denen Sie sich immer wieder über Erlebnisse ärgern, gestresst oder niedergeschlagen sind, oder Bilder, die Sie sich von der Zukunft machen, die Sie ängstigen oder stressen und die Ihnen nicht gut bewältigbar erscheinen. Es kann sich um Schulblockaden oder innere Lernverweigerungen, Motivationsprobleme oder Konzentrationsschwierigkeiten handeln. Auch das Erleben von Stress, Burn-out und depressiven Gedanken oder Grübeln sowie von Schlafstörungen ist beeinflussbar.

Ebenso können Sie mit sämtlichen körperlichen Symptomen arbeiten, um die Wahrscheinlichkeit zu erhöhen, dass sie sich in eine gewünschte Richtung entwickeln, und den meist dazugehörigen Stress abzubauen. Zu nennen wären Kopfschmerzen und Migräne, aber auch Schmerzen allgemeiner Art oder Fibromyalgie sowie Tinnitus, Allergien oder auch schwere Erkrankungen.

ÜBUNGEN AUS DER SELBSTHYPNOSE ZUR GESTALTUNG UND VERÄNDERUNG DES ERLEBENS

- Die Anleitung zur Ressourcen-Trance (S. 105)
- Die Anleitung zur Trance »Regenbogenhände« (S. 113)
- Anleitung zur Trance »Der Lichtkanal zur Verbindung mit spirituellen Energien« (S. 119)
- Anleitung zur »Licht-Trance zur Reinigung von Körper und Seele« (S. 124)

ÜBUNGEN AUS DER ENERGETISCHEN THERAPIE ZUR GESTALTUNG UND VERÄNDERUNG DES ERLEBENS

Mit den Modulen oder den gesamten Klopfsequenzen haben Sie die Möglichkeit, vergangene Erfahrungen zu heilen sowie Ihr Erleben in die gewünschte Richtung zu verändern.

- Die Selbstakzeptanz oder die Umkehrungspunkte (S. 141)
- Eine positive Affirmation verankern (S. 155)
- Die Anleitung zur erweiterten MET – ein schnell wirkendes Verfahren aus der Energetischen Therapie zur Selbsthilfe (Online-Anhang 2, siehe S. 4)
- Die Anleitung zur erweiterten EFT (Online-Anhang 2, siehe S. 4)

7 AUSBLICK

Ich freue mich, dass ich Sie mit diesem Buch ein kleines Stück Ihres Weges habe begleiten dürfen und hoffentlich auch weiterhin begleiten darf.

So, wie die Jahreszeiten kommen und gehen, möchten Sie dieses Buch vielleicht auch in regelmäßigen Abständen immer mal wieder zur Hand nehmen, um sich überraschen zu lassen, welche Methode nun für Sie die beste ist, um sich weiterzuentwickeln und das Leben mehr und mehr in Eigenverantwortung zu gestalten.

Aus meiner Sicht ist es einer der wichtigsten Entwicklungsschritte im Leben, Verantwortung für sich selbst zu übernehmen, statt sich hauptsächlich als Opfer der Umstände zu sehen. Das beinhaltet auch, dass wir die Verantwortung für die eigenen Gefühle übernehmen und für unser eigenes Wohlbefinden eintreten und nicht, wie wir es gewöhnlich tun, andere Menschen dafür verantwortlich machen. Die Theorie und die Praxis der in diesem Buch vorgestellten Methoden können Sie dabei unterstützen, diesen doch so wichtigen Schritt in Ihrem Leben zu gehen. Der entscheidende Punkt ist dabei zu erkennen, dass wir selbst es sind, die unser Befinden, unsere Gefühle, unsere Gedanken, unsere Handlungen sowie unsere Wahrnehmungen und damit unser Leben gestalten.

Mit der Neuroplastizität unseres Gehirns – also mit den flexiblen Gestaltungsmöglichkeiten unserer neuronalen Netzwerke – haben wir eine sehr gute Voraussetzung, diesen Weg Schritt für Schritt in Richtung Selbstverantwortung zu verfolgen. Schnell verirren wir uns im Labyrinth der Probleme, aber nun haben Sie das Wissen als Wegweiser, schnell wieder herauszufinden, um Ihr Ticket für die Lösungswelten, die überall auf Sie warten, zu nutzen.

Zu diesem Ticket gehört auch, dass wir unangenehme Erfahrungen, die wir erleben, annehmen. Natürlich gibt es immer wieder Situationen, in denen das noch nicht so leichtfällt und wir Dinge, die nicht glatt laufen oder die einfach nur furchtbar sind, am liebsten ungeschehen machen oder anderen die Schuld dafür geben würden.

In meinem eigenen Leben habe ich während solcher Krisen regelrecht geflucht und mir alles andere als diese belastenden Erlebnisse gewünscht. Wenn ich es jetzt betrachte, kann ich erkennen und spüren, dass ich speziell in diesen Phasen unglaublich viel gelernt und neue Kompetenzen entwickelt habe. Ohne diese Erfahrungen wäre ich wahrlich nicht die, die ich heute bin. Gerade in diesen Zeiten habe ich mich in der Tiefe meiner Persönlichkeit weiterentwickelt. Natürlich habe ich mir dafür auch manchmal Unterstützung geholt, um gestärkt aus dem Erlebten hervorzugehen.

Hilfreich ist es auch, den Blickwinkel auf das Geschehen zu verändern: Während der Arbeit an diesem Buch stand ich unter hohem Zeitdruck. So wie oft in meinem Leben dauerte alles länger als gedacht. Motiviert und unterstützt hat mich dabei ein kleines schlichtes Metallschild, welches in meinem Büro ein Zuhause gefunden hat. Darauf steht: »Arbeit ist SCHÖN! Deshalb immer etwas für MORGEN aufheben!«

Ihnen und mir wünsche ich von ganzem Herzen ausschließlich wunderbare und freudvolle Lebensereignisse! Wenn es jedoch anders läuft, dann hoffe ich, dass wir über die Fähigkeiten verfügen, unser Schicksal anzunehmen und Schritt für Schritt Verantwortung für uns zu übernehmen, damit wir daraus lernen und uns in der Tiefe weiterentwickeln. So können wir gestärkt aus solchen Erfahrungen hervorgehen.

Ich übe noch.

Herzlichen Dank – I belong to you

Als Erstes möchte ich mich dann doch bei Sigmund Freud und natürlich bei meinem Leben und allem, was mir passiert ist, bedanken, weil mir beim Schreiben dieses Buches noch mal deutlicher geworden ist, dass mich das auf diesen wunderbaren Weg gebracht hat.

Genauso wichtig ist ein herzliches Dankeschön an meine Klientinnen und Klienten für deren Vertrauen und Mut, auch neue Wege mit mir zu gehen. Einen ganz lieben Dank an diejenigen, die mir Ihre Erfahrungen in Form der Selbsterfahrungsberichte für die in diesem Buch vorgestellten Methoden haben zukommen lassen.

Auch meinen Lehrern und Menschen, die mich gefördert und unterstützt haben und es noch tun, danke ich sehr. Ohne sie hätte ich diesen Weg der Entwicklung nicht nehmen können. Nennen möchte ich an dieser Stelle diejenigen, die mich maßgeblich durch die freimütige Weitergabe ihres Wissen, ihre innere Haltung oder ihre Unterstützung beeinflusst haben: Danie Beaulieu, Karl Heinz Brisch, Elfie Cronauer, Claire Frederick, Fred Gallo, Woltemade Hartman, Michaela Huber, Karl Ludwig Holtz, Susanne Leutner, Ortwin Meiss, Siegfried Mrochen, Peter Nemetschek, Jochen Peichl, Maggie Phillips, Manfred Prior, Gerda Ruppert, Gunther Schmidt, Joany Spierings, Birgit Steiner-Backhausen, Bernhard Trenkle und Charlotte Wirl.

Meinem Lektor Dr. Ralf Holtzmann und Matthias Ohler vom Carl-Auer Verlag danke ich sehr für die inspirierenden Gespräche und Ideen. Meiner Lektorin Dr. Nicola Offermanns danke ich für ihre Begleitung bei meinem zweiten Buch, ebenso Nora Wilmsmann.

Zudem möchte ich mich für die kreative und ausgesprochen gelungene Gestaltung des Covers bedanken.

Mein besonderer Dank gilt meinem Sohn Jaro, der mir auch in diesem Buch sehr viel Rückhalt gab. Tausend Dank für die Zeichnungen der Einleitung sowie die ausdauernde Hilfsbereitschaft und Unterstützung, wenn beim Schreiben am PC immer wieder etwas nicht geklappt hat!

Explizit danken möchte ich auch meiner langjährigen Freundin Ines Henning, mit der ich in Venedig im Herbst 2018 unsere 40-jährige Freundschaft gefeiert habe, für die tollen Zeichnungen zur Energetischen Therapie.

Insbesondere vielen lieben Dank an meine langjährigen Freundinnen Heike Unland und Petra Schiller, die mir durch ihre kompetenten und detaillierten

Rückmeldungen ermöglicht haben, das Buch verständlich zu gestalten und nicht zu sehr zu fachsimpeln.

Ich hatte das große Glück, dass sich meine Freundin Silke Ludwig als Modell zur Verfügung gestellt hat. Ich danke ihr sowohl für die tollen Fotos zur Energetischen Therapie und zu den Yoga-Atemtechniken. Einen ganz lieben Dank an dieser Stelle auch für ihre vielfältigen Rückmeldungen zu dem Buch und den Übungen.

Zudem herzlichen Dank an meine liebenswerte Erprobungs-Leserschaft aus der Familie und dem Freundeskreis, die fleißig geholfen, gelesen und ausprobiert haben. Sie haben mir viele Rückmeldungen gegeben und mit mir diskutiert.

Katja Schwarz und Gabi Schmidl möchte ich danken für ihre ausdauernde Unterstützung auf allen Ebenen! Ohne sie wäre ich nie fertig geworden!

Zudem möchte ich mich bei den hervorragenden Lehrern und Lehrerinnen von *Art of Living* bedanken, die mich unterrichtet und mir auf verschiedenste Weise geholfen haben, meinen spirituellen Weg zu finden und zu gehen. Vielen lieben Dank auch an Elke Heckmann, Christopher Kiran Byrt und Christoph Glaser, die mich beim Kapitel über die Yoga-Atemtechniken unterstützt haben.

An dieser Stelle möchte ich mich auch noch beim Fotografen Albert Niedermeyr aus Mering für seine prägnanten und technisch wunderbaren Fotos, seine humorvolle Art sowie den bezahlbaren Preis bedanken.

Anmerkungen

1 Dieses Beispiel ist verfremdet und beschreibt eine fiktive Person, obwohl sich Therapien in ähnlicher Form in den über 20 Jahren meiner therapeutischen Erfahrung zugetragen haben.

2 Dieses Zitat wird u. a. dem englischen Schriftsteller Charles Reade (1814–1884) zugewiesen.

3 siehe auch Danielle und Olivier Föllmi (2003): *Die Weisheit des Buddhismus. Tag für Tag.*

4 Da die meisten Personen, die in therapeutischen oder beraterischen Kontexten arbeiten, weiblich sind und auch ich als Frau zu dieser großen Gruppe gehöre, habe ich mich in diesem Buch aufgrund des Realitätsbezugs für die weibliche Form entschieden. Das erleichtert aus meiner Sicht auch die Lesbarkeit des Buches. Natürlich sind mit der weiblichen Form auch die männlichen Kollegen gemeint.

5 siehe auch Rick Hanson (2013): *Denken wie ein Buddha.*

6 Sämtliche Zeichnungen der Einleitung sind von Jaro Wohlschläger erstellt. Die Rechte für seine Zeichnungen liegen bei mir.

7 Das hier verwendete Erwachsenen-Ich unterscheidet sich von der Begrifflichkeit der Transaktionsanalyse.

8 siehe auch Silvia Zanotta (2018): *Wieder ganz werden*, und Johannes B. Schmidt (2014): *Der Körper kennt den Weg.*

9 Sämtliche Zeichnungen des Stress-Toleranz-Fensters verwende ich in Anlehnung an Workshops von Karl Heinz Brisch sowie Joany Spierings.

10 Diesen Beschreibungen liegt ein Workshop der niederländischen EMDR- und Traumatherapeutin Joany Spierings zugrunde, die wunderbare praxisnahe und informative Weiterbildungen für Therapeutinnen anbietet.

11 siehe auch Peter Levine (2010): *Vom Trauma befreien.*

12 siehe auch Maggie Philipps und Claire Frederick (2003): *Handbuch der Hypnotherapie bei posttraumatischen und dissoziativen Störungen*, ab S. 29.

13 siehe auch Silvia Zanotta (2018): *Wieder ganz werden*, Deb Dana (2019): *Die Polyvagal-Theorie in der Therapie*, und Stephen W. Porges (2017): *Die Polyvagal-Theorie und die Suche nach Sicherheit.*

14 Thich Nhat Hanh (2010): *Du bist ein Geschenk für die Welt.*

15 siehe auch Stephen W. Porges (2017): *Die Polyvagal-Theorie und die Suche nach Sicherheit*, sowie Silvia Zanotta (2018): *Wieder ganz werden.*

16 siehe auch Peter Levine (2010): *Vom Schmerz befreit*, ab S. 54, und Anna Trökes (2017): *Yoga bei Depression*, ab S. 152.

17 Eine weitergehende Variante finden Sie bei Regina Bönsel (2011): *Atempause Jetzt!*, ab S. 98.

18 siehe auch G. B. Schmid (2010): *Selbstheilung durch Vorstellungskraft*, ab S. 58.

19 nach Peter Levine (2010): *Vom Schmerz befreit*, ab S. 55.

20 siehe auch Peter Levine (2010): *Vom Schmerz befreit*, ab S. 52.

21 siehe auch Burkhard Peter (2015): *Einführung in die Hypnotherapie*, und Bärbel und Walter Bongartz (1999): *Hypnose. Wie sie wirkt und was sie kann*, und Dirk Revenstorf (2017): *Hypnotherapie und Hypnose.*

22 siehe auch U. Halsband (2015): *Neurobiologie der Hypnose*, S. 795–816.

23 siehe auch Manfred Prior (2004): *MiniMax-Interventionen.*

24 in einer eigenen frei gestalteten Version nach einer Vorlage der deutschen Übersetzung (von Dipl.-Psych. Ralf Steinkopff) des Training-Manuals MET/EDxTM von Fred Gallo.

25 Diese Methode, wie auch viele andere in diesem Buch, habe ich in einer meiner vielen Ausbildungsworkshops gelernt, u. a. bei: Danie Beaulieu, Karl Heinz Brisch, Elfie Cronauer, Claire Frederick, Fred Gallo, Woltemade Hartman, Michaela Huber, Karl Ludwig Holtz, Susanne Leutner, Ortwin Meiss, Siegfried Mrochen, Peter Nemetschek, Jochen Peichl, Maggie Phillips, Manfred Prior, Gerda Ruppert, Gunther Schmidt, Joany Spierings, Birgit Steiner-Backhausen, Bernhard Trenkle, Charlotte Wirl und natürlich den Kursleiterinnen von *Art of Living.*

26 in einer eigenen frei gestalteten Version nach der Vorlage von Maggie Philipps und Claire Frederick (2003) im *Handbuch der Hypnotherapie bei posttraumatischen und dissoziativen Störungen.*

27 in einer eigenen frei gestalteten Version nach der Vorlage von Maggie Philipps und Claire Frederick (2003) im *Handbuch der Hypnotherapie bei posttraumatischen und dissoziativen Störungen.*

28 siehe auch M. Csikszentmihalyi (2004): *Flow im Beruf. Das Geheimnis des Glücks am Arbeitsplatz.*

29 freie Gestaltung in Anlehnung an Techniken aus Seminaren von Bianka Denise Albrecht und an Inspirationen von Andrea Bachmeier.

30 siehe dazu auch die Veröffentlichungen von Fred Gallo und Michael Bohne aus dem Literaturverzeichnis.

31 siehe auch Michael Bohne (2008): *Einführung in die Praxis der Energetischen Psychotherapie*, ab S. 57.

32 Die Fotos der Klopftechniken sind in Anlehnung an die Zeichnungen von Michael Bohne (2007) in *Feng-Shui gegen das Gerümpel im Kopf* entstanden.

33 Das Copyright aller qualitativ hochwertigen und zugleich preisgünstigen Fotos in diesem Buch liegt bei Albert Niedermeyr, hausdesbildes Mering 2020, Münchner Str. 15 in 86415 Mering, Telefon: 08233 60482, E-Mail: foto.niedermeyr@t-online.de, www.hausdesbildes.de.

34 Der Selbstakzeptanzpunkt hat verschiedene Namen in der Literatur. Ursprünglich wurde er »der wunde Punkt« genannt. Eine andere Bezeichnung ist Selbstannahmepunkt.

35 Die Zeichnungen der Energetischen Therapie hat Ines Henning erstellt, die entsprechenden Beschriftungen Jaro Wohlschläger. Alle Rechte liegen bei mir.

36 Der Integrationspunkt hat in der Literatur verschiedene Bezeichnungen wie 9-Gamut-Punkt, Serienpunkt oder auch Dreifacher Erwärmer.

37 siehe auch Sri Sir Ravi Shankar (2011): *The Yoga Sutras of Patanjali*, und Sukadev Volker Bretz (2016): *Die Yogaweisheit des Patanjali für Menschen von heute.*

38 Die hier vorgestellten Techniken werden u. a. durch die *Art of Living Germany e.* V. unterrichtet. Informationen zu den Atem-, Yoga- oder auch Schweigekursen finden Sie unter www.artofliving.de.

39 Effekte der unterrichteten Atemtechniken: Bis heute existieren mehr als 70 unabhängige Studien, die die Wirkung der Sudarshan Kriya und anderer Atemtechniken, die im Rahmen des *Art of Living* des ersten Atemkurses unterrichtet werden, belegen. Bei der sogenannten Sudarshan Kriya handelt es sich um eine bestimmte Abfolge von Atemrhythmen und um das Kernstück des Happiness-Programms. Die Voraussetzung für die beschriebenen Effekte ist natürlich, dass diese Atemtechniken regelmäßig ausgeführt werden. Sie reduzieren neben Stress und Angstzuständen auch Depressionen und Traumafolgen und steigern sowohl geistiges als auch körperliches Wohlbefinden. Weitere Effekte sind mehr Energie und ein verbesserter Umgang mit Emotionen und Gedanken, Herausforderungen, Belastungen und Stress. Die Atemtechniken stärken die Gehirnfunktionen, das Hormon- und Immunsystem sowie das Herzkreislaufsystem. Es gibt eine positive Wirkung auf die Blutwerte: Der Level der Stresshormone sinkt ebenso wie der Laktatwert, und es kommt zu einer Steigerung der Immunabwehr. Die Ergebnisse weisen u. a. darauf hin, dass sich

die Cholesterinwerte im Blut verbessern und dass das regelmäßige Üben der koronaren Herzkrankheit und Bluthochdruck vorbeugen kann. Ebenso entsteht eine Verbesserung des antioxidativen Status und eine verstärkte Abwehr gegen oxidative Schäden. Zusätzlich entgiftet unser Körper über den Atem, indem ein Großteil der Toxine über den Atem ausgeschieden wird. Die aktuellen Forschungsergebnisse und weitere Informationen finden Sie unter anderem auf der Webseite der *Art of Living Germany e.* V.: www.artofliving.org/de. Es existieren viele Studien zur Wirksamkeit von Yoga, die Sie auf den entsprechenden Seiten im Internet finden können.

40 Die *International Art of Living Foundation* (IAOLF) ist weltweit eine der größten Hilfsorganisationen, die auf ehrenamtlicher Arbeit basiert. Es handelt sich um eine wohltätige internationale Nichtregierungsorganisation, in deren Fokus das Wohlergehen der Menschen in einer gewaltlosen und stressfreien Welt steht. Die Kurse von *Art of Living* finden in über 155 Ländern statt, und es haben weltweit Millionen von Menschen an den Atem-, Meditations- und Schweigekursen teilgenommen. Die Einnahmen der Kurse gehen in Hilfsprojekte in aller Welt.

41 siehe auch: Regina Bönsel (2011): *Atempause Jetzt!*, ab S. 29, Anna Trökes (2017): *Yoga bei Depression*, ab S. 148, und Yoga Vidya (2016): *Das große Hatha Yoga Buch*, ab S. 212.

42 Regina Bönsel (2011): *Atempause Jetzt!*, ab S. 41.

43 Vielleicht gibt es eine Yogaschule in Ihrer Nähe? Wenn Sie das komplette Happiness-Programm kennenlernen möchten, können Sie einen Kurs in einem der vielen weltweiten Zentren von *Art of Living* (www.artofliving.de) buchen.

44 Es gibt auf YouTube viele qualifizierte Videos zu Yoga-Atemtechniken, u. a. auch von *Art of Living* oder anderen Yogaschulen.

45 siehe auch Anna Trökes (2017): *Yoga bei Depression*, ab S. 151, und Regina Bönsel (2011): *Atempause Jetzt!*, ab S. 105.

46 Thich Nhat Hanh (2010): *Du bist ein Geschenk für die Welt*.

47 siehe auch Anna Trökes (2017): *Yoga bei Depression*, ab S. 154, und Yoga Vidya (2016): *Das große Hatha Yoga Buch*, S. 213.

48 siehe auch Anna Trökes (2017): *Yoga bei Depression*, ab S. 151.

49 siehe auch Anna Trökes (2017): *Yoga bei Depression*, ab S. 159, und Yoga Vidya (2016): *Das große Hatha Yoga Buch*, S. 221.

50 siehe auch Regina Bönsel (2011): *Atempause Jetzt!*, ab S. 77, und eine andere Form der Wechselatmung in Yoga Vidya (2016): *Das große Hatha Yoga Buch*, ab S. 218, oder in Anna Trökes (2017): *Yoga bei Depression*, ab S. 160.

51 siehe auch Anna Trökes (2017): *Yoga bei Depression*, ab S. 164, oder Amy Weintraub (2004): *Yoga for depression*, S. 145, oder Amy Weintraub (2012): *Yoga Skills for Therapists*, ab S. 90 (Trökes bezieht sich auf A. Weintraub, A. Weintraub bezieht sich auf *Art of Living*). Eine andere Art der Bhastrika finden Sie bei Yoga Vidya (2016): *Das große Hatha Yoga Buch*, S. 221.

52 siehe auch Anna Trökes (2017): *Yoga bei Depression*, ab S. 157.

53 siehe auch Regina Bönsel (2011): *Atempause Jetzt!*, ab S. 111.

54 Die Reihenfolge dieser Mudras ist in den Schweigekursen von *Art of Living* entwickelt worden und wird dort auch entsprechend unterrichtet. Die Technik der Mudras ist dort eingebettet in viele andere Module wie beispielsweise Atemtechniken, leichte Yoga-Körperübungen und in die Vermittlung von spirituellem Wissen, sodass sie in dem Kontext des Kurses nochmals eine ganz andere, viel tiefer reichende Wirkung haben.

55 siehe auch Regina Bönsel (2011): *Atempause Jetzt!*, S. 105, und Anna Trökes (2017): *Yoga bei Depression*, ab S. 152.

56 siehe auch Regina Bönsel (2011): *Atempause Jetzt!*, S. 42.

57 siehe auch Regina Bönsel (2011): *Atempause Jetzt!*, S. 36.

58 frei nach der deutschen Übersetzung (von Dipl.-Psych. Ralf Steinkopff) des Trainingsmanuals EDxTM/MET von Fred Gallo

Literatur

Alman, B. M. u. P. T. Lambrou (2006): Selbsthypnose. Ein Handbuch zur Selbsttherapie. Heidelberg (Carl-Auer), 6. Aufl.

Berg, F. (2014): Übungsbuch Resilienz. 50 praktische Übungen, die der Seele helfen, vom Trauma zu heilen. Paderborn (Junfermann).

Bohne, M. (2007): Feng Shui gegen das Gerümpel im Kopf. Blockaden lösen mit Energetischer Therapie. Reinbek bei Hamburg (Rowohlt).

Bohne, M. (2008): Einführung in die Praxis der Energetischen Psychotherapie. Heidelberg (Carl-Auer).

Bohne, M. (2008): Klopfen gegen Lampenfieber. Sicher vortragen, auftreten, präsentieren. Reinbek bei Hamburg (Rowohlt).

Bohne, M. (2010): Klopfen mit PEP. Prozessorientierte Energetische Psychologie in Therapie und Coaching. Heidelberg (Carl-Auer), 3. Aufl. 2018.

Bohne, M. et al. (2019): Reden reicht nicht!? Bifokal-multisensorische Interventionsstrategien für Therapie und Beratung. Heidelberg (Carl-Auer), 2. Aufl.

Bongartz, B. u. W. Bongartz (1999): Hypnose. Wie sie wirkt und wem sie hilft. Reinbek bei Hamburg (Rowohlt Taschenbuch).

Bönsel, R. (2011): Atempause. Jetzt. Spirituelles Stressmanagement. Bielefeld (Kamphausen).

Bretz, S. V. (2016): Die Yogaweisheit des Patanjali für Menschen von heute. Petersberg (Via Nova), 6. Aufl.

Csikszentmihalyi, M. (2004): Flow im Beruf. Das Geheimnis des Glücks am Arbeitsplatz. Stuttgart (Klett-Cotta).

Daitch, C. (2016): Affektregulation. Hypnotherapeutische Interventionen für überreaktive Klienten. Heidelberg (Carl-Auer).

Dana, D. (2019): Die Polyvagal-Theorie in der Therapie. Den Rhythmus der Regulation nutzen. Lichtenau/Westfalen (Probst), 2. Aufl.

Dennison, G., P. Dennison u. J. Teplitz (2009): Brain-Gym fürs Büro. Kirchzarten (VAK), 7. Aufl.

Dennison, G. u. P. Dennison (2010): Brain-Gym. Das Handbuch. Kirchzarten (VAK).

Diegelmann, C. u. M. Isermann (2011): Kraft in der Krise. Ressourcen gegen die Angst. Stuttgart (Klett-Cotta).

Dunemann, A., R. Wieser u. J. Pfahl (2017): Traumasensibles Yoga – TSY. Posttraumatisches Wachstum und Entwicklung von Selbstmitgefühl. Stuttgart (Klett-Cotta).

Emerson, D. u. E. Hopper (2017): Trauma-Yoga. Heilung durch sorgsame Körperarbeit. Lichtenau/Westfalen (Probst), 3. Aufl.

Föllmi, D. u. O. Föllmi (2003): Die Weisheit des Buddhismus Tag für Tag. München (Knesebeck).

Gallo, F. P. (2004): Handbuch der Energetischen Therapie. Kirchzarten (VAK).

Gallo, F. P. (2007): Energetische Selbstbehandlung. Durch Meridianbehandlung traumatische Erfahrungen heilen. München (Kösel).

Gallo, F. P. (2008): Handbuch. EDxTM. Energy diagnostic & treatment methods. Advanced Energy Psychology (AEP): Level I-IV, Trainingsmanual.

Gößling, H.-W. (2013): Hypnose für Aufgeweckte. Hypnotherapie bei Schlafstörungen. Heidelberg (Carl-Auer), 2. Aufl. 2016.

Haines, S. (2019): Angst ist ziemlich strange. Heidelberg (Carl-Auer).

Haines, S. (2019): Trauma ist ziemlich strange. Heidelberg (Carl-Auer).

Halsband, U. (2015): Neurobiologie der Hypnose. In: D. Revenstorf u. B. Peter (Hrsg.): Hypnose in Psychotherapie, Psychosomatik und Medizin. Manual für die Praxis. Heidelberg (Springer), 3. überarbeit. Aufl., S. 795816.

Hanh, T. N. (2010): Du bist ein Geschenk für die Welt. Achtsam leben für jeden Tag. München (Kösel).

Hanson, R. (2013): Denken wie ein Buddha. Gelassenheit und innere Stärke durch Achtsamkeit. München (Irisiana).

Hanson, R. u. R. Mendius (2008): Das Gehirn eines Buddhas. Die angewandte Neurowissenschaft von Glück, Liebe und Weisheit. München (Springer).

Heller, L. u. A. Lapierre (2014): Entwicklungstrauma heilen. Alte Überlebensstrategien lösen. Selbstregulation und Beziehungsfähigkeit stärken. München (Kösel), 3. Aufl.

Keweloh, A. (2016): Bitte umsteigen: Alltägliche Problemtrancen in Lösungswelten verwandeln [DVD]. Müllheim-Baden (Auditorium Netzwerk).

Keweloh, A. (2017): Verwandeln Sie Problemtrancen in Lösungswelten Nutzen Sie Atemtechniken aus dem Yoga, Trance kombiniert mit EMDR und Energetische Therapie [DVD]. Müllheim-Baden (Auditorium Netzwerk).

Keweloh, A. (2017): Zurück zum Flow! Motivations-und Leistungsblockaden mit der Timeline-Arbeit überwinden und mit EMDR verankern [DVD]. Müllheim-Baden (Auditorium Netzwerk).

Keweloh, A. (2017): Einführung in das Lebensflussmodell. Heidelberg (Carl-Auer).

Keweloh, A. (2018): Wenn innere Seiten blockieren. Wie Atemtechniken aus Yoga, Trance und Energetischer Therapie dabei unterstützen, das innere Gleichgewicht wiederherzustellen [DVD]. Müllheim-Baden (Auditorium Netzwerk).

Kypta, G. (2008): Burnout erkennen, überwinden, vermeiden. Heidelberg (Carl-Auer), 2. Aufl.

Leeb, W., B. Trenkle u. M. Weckenmann (2017): Der Realitätenkellner. Hypnosystemische Konzepte in Beratung, Coaching und Supervision. Heidelberg (Carl-Auer).

Levine, P. A. (2010): Vom Trauma befreien. Wie Sie seelische und körperliche Blockaden lösen. München (Kösel), 4. Aufl.

Levine, P. u. M. Philips (2012): Vom Schmerz befreit. Entdecken Sie die Kraft Ihres Körpers, Schmerzen zu überwinden. München (Kösel).

Peichl, J. (2011): Jedes Ich ist viele Teile. Die inneren Selbst-Anteile als Ressource nutzen. München (Kösel), 2. Aufl.

Peter, B. (2015): Einführung in die Hypnotherapie. Heidelberg (Carl-Auer), 3. Aufl.

Phillips, M. u. C. Frederick (2003): Handbuch der Hypnotherapie bei posttraumatischen und dissoziativen Störungen. Heidelberg (Carl-Auer).

Porges, S. W. (2017): Die Polyvagal-Theorie und die Suche nach Sicherheit. Traumabehandlung, soziales Engagement und Bindung. Lichtenau/Westfalen (Probst), 3. Aufl. 2018.

Prior, M. (2004): MiniMax-Interventionen. Heidelberg (Carl-Auer), 4. Aufl.

Redemann, L. u. S. Weitzel (2011): Der Weg entsteht unter deinen Füßen. Achtsamkeit und Mitgefühl in Übergängen und Lebenskrisen. Freiburg im Breisgau (Kreuz).

Revensdorf, D. u. B. Peter (Hrsg.) (2015): Hypnose in Psychotherapie, Psychosomatik und Medizin. Manual für die Praxis. Berlin Heidelberg (Springer), 3. überarbeit. Aufl.

Revenstorf, D. (2017): Hypnotherapie und Hypnose. Tübingen (Handwerk der Psychotherapie).

Rosenberg, S. (2018): Der Selbstheilungsnerv. So bringt der Vagus-Nerv Psyche und Körper ins Gleichgewicht. Kirchzarten (VAK).

Rothschild, B. (2002): Der Körper erinnert sich. Die Psychophysiologie des Traumas und der Traumabehandlung. Essen (Synthesis).

Scaer, R. (2017): Acht Schlüssel zur Gehirn-Körper-Balance. Neurophysiologische Grundlagen einer somatisch orientierten Traumatherapie. Lichtenau/Westfalen (Probst).

Schmid, G. (2010): Selbstheilung durch Vorstellungskraft. Wien (Springer).

Schmidt, G. (2016): Einführung in die hypnosystemische Therapie und Beratung. Heidelberg (Carl-Auer), 7. Aufl.

Schmidt, G. (2019): Liebesaffären zwischen Problem und Lösung. Hypnosystemisches Arbeiten in schwierigen Kontexten. Heidelberg (Carl-Auer), 8. Aufl.

Schmidt, J. B. (2014): Der Körper kennt den Weg. Trauma-Heilung und persönliche Transformation. München (Kösel), 4. Aufl.

Schnack, G. (2012): Der Große Ruhe-Nerv. Sofort-Hilfen gegen Stress und Burnout. Freiburg im Breisgau (Kreuz).

Shankar, R. S. (2011): The Yoga Sutras of Patanjali. Rijswijk/Netherlands (Shankara Europe), 3. Aufl.

Siegel, D. (2010): Der achtsame Therapeut. Ein Leitfaden für die Praxis. München (Kösel).

Storch, M. et al. (2017): Embodiment. Die Wechselwirkung von Körper und Psyche verstehen und nutzen. Bern (Hans Huber), 3. Aufl.

Thie, J. u. M. Thie (2011): Touch for Health. Das umfassende Standardwerk für die Praxis. Kirchzarten (VAK), 3. Aufl.

Trenkle, B. (2016): 3 Bonbons für 5 Jungs. Strategische Hypnotherapie in Fallbeispielen und Geschichten. Heidelberg (Carl-Auer).

Trökes, A. u. B. Knothe (2016): Yoga-Glück. München (Gräfe & Unzer).

Trökes, A. (2017): Yoga bei Depression. Freiburg im Breisgau (Herder).

Unger, H.-P. (2006): Bevor der Job krank macht. München (Kösel).

Yoga Vidya (2016): Das große Hatha Yoga Buch. Horn-Bad Meinberg (Yoga Vidya).

Weintraub, A. (2004): Yoga for depression. A compassionate guide to relieve suffering through Yoga. New York (Broadway).

Weintraub, A. (2012): Yoga skills therapists. Effective practices for mood management. New York, London (W.W. Norton).

Zanotta, S. (2018): Wieder ganz werden. Traumaheilung mit Ego-State-Therapie und Körperwissen. Heidelberg (Carl-Auer).

Über die Autorin

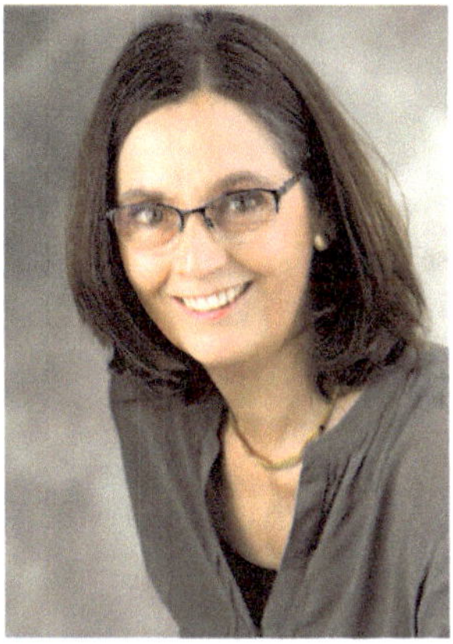

ASTRID KEWELOH, Dipl.-Psych.; Praxis für Coaching und hypnosystemische Therapie, seit 1999 im Landkreis Osnabrück, online und persönlich, für Erwachsene, Jugendliche, Familien und Paare; Referentin in der Weiterbildung; Workshops und Vorträge zu den Themen Lebensflussmodell und Timeline-Arbeit, Hypnotherapie, Energetische Therapie und Yoga in Psychotherapie, Coaching und Beratung; in Institutionen, Unternehmen und Firmen Stress- und Burnout-Prophylaxe, Entspannung und Selbstfürsorge sowie Leistungs- und Motivationsoptimierung.

Weiterbildungen u. a.: Systemische Therapeutin und Familientherapeutin (DGSF), Klinische Hypnose (M.E.G.), Hypnosystemische Konzepte für die Arbeit mit Kindern und Jugendlichen (M.E.G.), Ego-State-Therapie (EST-A), Energetische Therapie (F. Gallo), Traumatherapie-Methoden wie EMDR und EMI, Kursleiterin für Yoga (AOL), Heilpraktikerin für Psychotherapie.

Veröffentlichungen u. a.: Einführung in das Lebensflussmodell (2. Aufl. 2022).

Kontakt: ak-hypnose.de